中医自学入门系列

中药

自学入门

娄立娟◎主编

中国健康传媒集团
中国医药科技出版社

内 容 提 要

　　本书简要介绍了中药学的基本内容，包括中药的起源与中药学的发展、中药的产地与采集、中药的炮制、中药的性能及应用，共收载常用中药 22 大类，291 种。每类中药简介其定义、药性特点、功效、适应范围、分类、配伍原则等内容。每药分述其来源、性味归经、功效、主治、用量用法、使用注意，并提炼了其常用药物配对及歌诀，易懂易记，有助于中医爱好者自学入门。

图书在版编目（CIP）数据

中药自学入门／娄立娟主编. —北京：中国医药科技出版社，2016. 8
（2024.9 重印）
（中医自学入门系列）
ISBN 978-7-5067-8538-9
I. ①中… Ⅱ. ①娄… Ⅲ. ①中药学－基本知识 Ⅳ. ①R28

中国版本图书馆 CIP 数据核字（2016）第 140733 号

美术编辑　陈君杞
版式设计　张　璐

出版　**中国健康传媒集团** │ 中国医药科技出版社
地址　北京市海淀区文慧园北路甲 22 号
邮编　100082
电话　发行：010-62227427　邮购：010-62236938
网址　www. cmstp. com
规格　710×1000mm 1/16
印张　16 ¼
字数　245 千字
版次　2016 年 8 月第 1 版
印次　2024 年 9 月第 4 次印刷
印刷　北京京华铭诚工贸有限公司
经销　全国各地新华书店
书号　ISBN 978-7-5067-8538-9
定价　**32. 00 元**

获取新书信息、投稿、为图书纠错，请扫码联系我们。

《中药自学入门》

编 委 会

主　编　娄立娟

编　委　路　帅　刘素梅

总　前　言

"中医药学是中国古代科学的瑰宝，也是打开中华文明宝库的钥匙。"这是习近平总书记对中医药学的地位和作用的肯定。

长期以来，中医药为我国人民的繁衍昌盛做出了卓越的贡献，在群众中有着非常深厚与广泛的基础，但中医药在人们心目中的形象往往是"理论深奥，实践时间长"，"一个老头三个指头"，"疗效慢"，"服药时间长"，"天然无毒副作用"，等等。这些是不明中医药者对中医药的偏见。由于西医学对一些疾病束手无策，人们崇尚自然与健康的观念增强，人们开始将目光转向有着几千年悠久历史的中医药，渴望掌握一些中医药知识，为自己、为家人解决一些简单的健康问题。

中医药理论具有系统性，与我们的生活息息相关，理解应用起来比较容易，只要学习得法，在短时间内掌握中医药学知识并不是难事。对于广大群众来说，掌握一些中医药知识的最终目的并不是从事医疗工作，而是掌握一些知识来进行养生、保健，解决日常生活中遇到的简单的健康问题。根据这个需要，我们编写了"中医自学入门系列丛书"，以帮助广大读者从根本上掌握、理解、应用中医药相关知识并解决实际问题。

中医药的保健与治疗包括内治与外治两个方面，内治法包括理、法、方、药等，主要手段是食物与药物，外治法的基础是经络与腧穴，可以采取推拿、针灸、刮痧、拔罐等方法。故本丛书分为《中医基础知识自学入门》《中药自学入门》《方剂自学入门》《针灸自学入门》四册，涵盖了中医理、法、方、药及针灸等各个方面。本丛书编写者均为在教学、临床第一线工作十余年的教师及医师，有着深厚的理论与实践功底，了解人们的所想所需。

本套丛书的编写参考了多个版本的教材和相关书籍，在此一并向所参考书籍的作者表示衷心的感谢。本丛书内容全面，叙述简明，可作为广大中医爱好者和中医初学者的入门书籍。

由于编者水平有限，难免有不足之处，还请同行、专家、学者批评指正。

编　者

2016 年 5 月

编写说明

中药是在中医理论指导下，用于预防、诊断、治疗疾病并具有康复保健作用的药物，其主要来源于植物、动物、矿物及其加工品。为了让初学者对中药有更好地了解，本书以实用性、创新性、时代性、先进性、通俗易懂、保持中医特色为原则编写而成，其知识点、面的广度和深度正适合于初学者，使初学者可以掌握基本的中药基本理论和常用中药的性能、应用理论知识及技能，为学习方剂学和中医临床各科奠定基础。

本书系统介绍了中药学的基本理论，包括中药学的发展概况、中药的产地与采集、中药的炮制、中药的性能及中药的应用等。共收载全国各地区常用中药291种，按主要功效分列22章介绍。每章先列概说，介绍该章药物的定义、药性特点、功效、适应范围、分类、配伍原则、使用注意等内容。每味药分来源、性味归经、功效、主治、常用药对、用量用法、使用注意、歌诀等项。

清代名医陈士铎曾说："人不穷理，不可以学医，医不穷理，不可以用药。"故而要用中医药来防治疾病，就必须掌握中医的诊治机制和中药的作用机制。中药从古代的神农尝百草发展到现在，已有几千年的历史，从最初的365种到现在的数千种，数量在不断地扩充，中药不在于多，而在于精，在于你想用能够信手拈来，要学会把学到的东西变成自己的，自己想明白的东西才是正确的，才是对的。对于中药，不能仅仅停留在熟记功效上，更主要的是明白功效的来源。

这本书是以最通俗易懂的编写方式入手的，可以使广大中医爱好者、初学者和中医临床者快速掌握中药的应用，从而更好地造福于大众。

在编写的过程中，作者借鉴了相关的中药学文献和丛书，在这向各位前辈们拜谢。如果有写得不当的地方，请提出宝贵意见，吾将虚心接受，并更好地改正，以便进一步提高。

编　者

2016 年 5 月

目 录

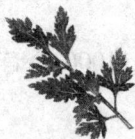

第一章　中药的起源和中药学的发展

中药学的发展主要经历了九个时期，从秦汉到近现代时期，各个时期均有其发展特点。在这几个时期里最有代表性的六部本草学著作，为后世学习中药知识提供了丰富的资料。

一、《神农本草经》

《神农本草经》，简称《本经》，成书于东汉末年，共载药物 365 种，按药物的有毒、无毒进行分类，分为上、中、下三品。上品 120 种，属于补益药；中品 120 种，有补有泻；下品 125 种，属于有毒药物。此书是我国现存最早的一部药学专著。

二、《本草经集注》

《本草经集注》，简称《集注》，由梁代陶弘景所著。该书收载药物 730 种，系统地整理并增补了《神农本草经》，补充了大量采收、鉴别、炮制、制剂及合药取量方面的理论和操作原则，增列了"诸病通用药""解百药及金石等毒例""服药食忌例"等内容。各论中首创按药物自然属性分类方法，将药物分为七类。

三、《新修本草》

《新修本草》，又称《唐本草》，唐显庆四年（公元 659 年）由长孙无忌、李勣、苏敬等编纂，收载药物 844 种，创用图文对照编写体例，是我国第一部官修本草，也是世界上最早的一部药典。

四、《经史证类备急本草》

宋代唐慎微所著，载药 1558 种，附方 3000 余首，图文并茂，方药兼收，辑录了宋代以前所有失传书籍，有非常高的文献价值。

五、《本草纲目》

《本草纲目》由明代李时珍编纂，收载药物 1892 种，附方 11000 余首，按药物的自然属性和生态系统分为 16 纲，60 目。

六、《本草纲目拾遗》

《本草纲目拾遗》由清代赵学敏所著，收集民间药和外来药，共载药物 921 种，对《本草纲目》做了重要的补充和订正。

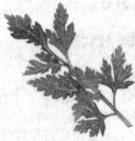

第二章 中药的产地和采集

中药的来源除部分人工制品外，绝大部分来自天然的动物、植物、矿物。中药的产地、采收与贮藏是否合宜，直接影响到药物的质量和疗效。研究药物的产地、采集规律和贮藏方法，对于保证和提高药材的质量和保护药源有十分重要的意义。

一、产地

天然药材的分布和生产离不开一定的自然条件，自古以来医家非常重视"道地药材"。所谓道地药材，又称地道药材，是优质纯真药材的专用名词。它是指历史悠久、产地适宜、品种优良、产量宏丰、炮制考究、疗效突出、带有地域特点的药材。如甘肃的当归，宁夏的枸杞，青海的大黄，内蒙古的黄芪，东北的人参、细辛、五味子等，自古以来都被称为道地药材，沿用至今。

然而，各种道地药材的生产毕竟是有限的，难以完全满足需要，实际上在不影响疗效的情况下，不可过于拘泥于使用道地药材。

二、采集

中药的采收时节和方法与药物有效成分的含量以及药物的疗效有着密切的关系。每种植物都有一定的采收时节和方法，按药用部位的不同可归纳为以下几方面。

全草：以全草入药的草本植物，一般在枝叶茂盛的花前期或初见花时采。如车前草、蒲公英等；特殊药物特殊对待，如茵陈蒿，习惯上以幼嫩全草入药，古语说"三月茵陈四月蒿，五月六月为柴烧"。

叶类：以叶片或带有幼枝的叶片入药的"叶类药材"，如荷叶、艾叶、大青叶等。桑叶比较特殊，应在深秋或初冬经霜后采，故又称"霜桑叶"或"冬桑叶"。

花、花粉：花类药材，一般采收未开放的花蕾或刚开放的花朵，以免香味散失、花瓣散落而影响质量，如野菊花、金银花、月季花、旋覆花等。至于蒲黄、天花粉之类以花粉入药者，则须在花朵盛开时采取。

果实、种子：果实类分为成熟时采，如陈皮、瓜蒌、枳壳等；未成熟时采，如青皮、枳实、乌梅等。种子类应在完全成熟后采，如牵牛子、莱菔子等。

根、根茎：一般以秋末或春初，即二月、八月采收为佳。此时采集则产量和质量都较高，如天麻、葛根、玉竹、大黄、桔梗、苍术等。

树皮、根皮：通常在春、夏时节植物生长旺盛，植物体内浆液充沛时采集，此时药性较强，疗效较高，容易剥离，如黄柏、杜仲、厚朴等。

此外，动物类药物，应在保证药效的前提下，根据动物的生长活动季节捕捉，如蝉蜕应在夏秋季节黑蚱羽化时采，矿物类药物可以随时采集。

中药的采收必须注意保护药源，绝不可只顾眼前利益，无计划地滥采，以致损害药源。因此必须注意：①计划采收；②留根保种；③充分利用；④发展养殖。

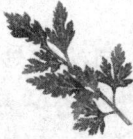

第三章　中药的炮制

炮制，古时又称"炮炙""修事""修治"，是指药物在应用或制成各种剂型前，根据医疗、调制、制剂的需要，最大化地发挥药物的疗效，减低或去除药物的毒副作用而进行必要的加工处理的过程，它是我国一项传统的制药技术。

一、炮制的目的

根据需要，炮制的目的大致可以归纳为以下七个方面：

1. 除去杂质，纯净药材。
2. 便于制剂和贮存。
3. 增强药物功能，提高临床疗效。
4. 降低或消除药物的毒副作用，保证安全用药。
5. 改变药物性能，扩大应用范围。
6. 矫味、矫臭，便于服用。
7. 便于引药入经，定向用药。

二、炮制的方法

炮制方法是历代逐步发展和充实起来的。参照前人的经验，结合现代炮制技术，炮制方法一般可以分为修治、水制、火制、水火共制、其他等五类。

（一）修治

1. 纯净药材　有挑、筛、刷、刮、挖、撞等方法。

2. 粉碎药材　有捣、碾、研、磨、挫等方法。

3. 切制药材　有切、铡等方法。

（二）水制

用水或其他辅料处理药材的方法称为水制法。其目的主要是清洁药物、除去杂质、软化药物、便于切制、降低毒性及调整药性等。

常见的方法有：漂洗、闷润、水飞等。

（三）火制

火制是用火加热处理药物的方法。常用的火制法有炒、炙、烫、煅、煨等。

（四）水火共制

这类炮制方法是既要用水又要用火，有些药物还必须加入其他辅料进行炮制。

常用的方法包括蒸、煮、炖、渲、淬等。

（五）其他制法

其他制法包括制霜、发酵、发芽等。

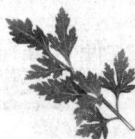

第四章　中药的性能

中药性能的基本内容包括四气、五味、升降浮沉、归经、有毒无毒等。

第一节　四　气

四气，就是寒、热、温、凉四种不同的药性，又称四性。四性以外，还有一类平性药，它是指寒热界限不明显、药性平和、作用较缓和的一类药，如党参、山药、甘草等。

寒、热、温、凉是由药物作用于人体所产生的不同反应和所获得的不同疗效而总结出来的。凡能够减轻或消除阳证、热证的药物，属于寒性或凉性药物；凡能够减轻或消除阴证、寒证的药物，属于热性或温性药物。寒凉药一般具有清热、泻火、凉血、解毒等作用，适用于阳证、热证，如金银花、石膏、黄芩、黄连等；温热药一般具有温里散寒、补火助阳、温经通络、回阳救逆等作用，适用于阴证、寒证，如附子、干姜、陈皮等。

第二节　五　味

五味，是指药物具有酸、苦、甘、辛、咸五种不同的味，具有不同的作用和疗效。还有一些药物具有淡味或涩味，淡味附属于甘，涩味附属于酸。

中药的五味不仅是药物真实滋味的反映，更是对药物作用的高度概括。前人有"入口则知味，入腹则知性"之说，这里的味、性即指药味、药性。中药五味的作用如下。

辛："能行能散"，具有发散、行气、活血、开窍、化湿等作用，用于治疗表证、气滞、血瘀、神昏、湿阻等证。

甘："能补和缓"，具有补益、和中、调和药性、缓急止痛等作用，用于治疗虚证、脾胃不和、拘急疼痛等证。

酸："能收能敛"，具有收敛、固涩作用，用于治疗多汗、久咳、久泄久痢、遗精滑精、崩漏带下等证。

苦："能泻能燥"，具有清热泻火、降气、通泄大便、燥湿、坚阴（泻火存阴）等作用，用于治疗热证、火证、喘咳、呕恶、便秘、湿证、阴虚火旺等证。

咸："能软能下"，具有泻下通便、软坚散结的作用，用于治疗大便燥结、痰核、瘿瘤、癥瘕痞块等证。

淡："能渗能利"，具有渗湿利小便的作用，用于治疗水湿内停引起的水肿、脚气、小便不利之证。

由于每种药物都同时具有性和味，因此中药的功效是药性和药味的综合体现。

第三节　升降浮沉

升降浮沉是指药物进入人体后作用的不同趋向性。升，即上升提举，趋向于上；降，即下达降逆，趋向于下；浮，即向外发散，趋向于外；沉，向内收敛，趋向于内。升降浮沉也就是指药物对机体有向上、向下、向外、向内四种不同作用趋向。它是与疾病所表现的趋向性相对而言的。

影响药物升降浮沉的因素与四气五味、药物质地轻重有密切关系，并受到炮制和配伍等因素的影响。如从药物质地来说，一般来讲质地比较轻的植物如花、茎、叶等具有升散作用，质地比较重的如根、果实、种子等具有沉降作用。但也有特殊情况，如有"诸花皆升，旋覆独降；诸子皆降，蔓荆独升"之说。

第四节　归　　经

如果说升降浮沉说明的是药物作用于人体的方向性，归经则体现的是药物作用于人体后对机体某部位的特殊选择性，具有定位性，即药物对某些脏腑、经络有特殊的亲和作用，因而对这些部位的病变起着主要或特殊的治疗作用。药物的归经不同，其治疗作用也不同。

第五节 毒　　性

在古代，毒性的含义有四，即药物总称、药物的偏性、药物作用的强弱和药物的毒副作用。现代药物的毒性是指药物的毒性反应，指药物对机体所产生的不良影响及损害性，包括急性毒性、亚急性毒性、亚慢性毒性和特殊毒性反应等。

中药的不良反应又称副作用，有别于毒性反应，与药物自身特性、炮制、配伍、制剂等多种因素有关，一般停药后可自行消失。

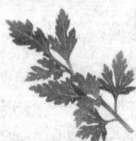

第五章　中药的应用

中药的应用主要包括药物的配伍、用药禁忌、剂量和用法等内容。

第一节　中药的配伍

中药最终的应用目的是为临床服务。但临床病情多样复杂，每味中药又各有性能，作用有限。为了更好地为临床服务，最大化地发挥药物的治疗作用并降低或消除药物的毒副作用，就需要将中药配伍应用。配伍是根据病情需要和用药法度，有目的地选择两种或两种以上药物配合使用。前人把单味药物的应用及药物之间的配伍关系概括为七种情况，称为药物"七情"。

一、单行

单行指单用一味药来治疗某种病情单一的疾病。如独参汤，即单用一味人参，治疗大失血所引起元气虚脱的危重病症。

二、相须

相须指两种功性能效类似的药物配合应用，可以增强原有药物的疗效。如麻黄配桂枝，能增强发汗解表的作用。

三、相使

相使指性能功效方面有某些共性，使用以一种药物为主，另一种药物为辅，两药合用，可以提高主药的疗效。如黄芪配茯苓治气虚水肿，黄芪为健脾益气、利尿消肿的主药，茯苓淡渗利湿，可增强黄芪益气利尿的作用。

四、相畏

相畏指一种药物的毒副作用能被另一种药物减轻或消除。如半夏畏生姜，即半夏的毒副作用能被生姜减轻或消除。

五、相杀

相杀指一种药物能够减轻或消除另一种药物的毒副作用。如生姜能减轻或消除生半夏和生南星的毒性或副作用，所以说生姜杀生半夏和生南星。

六、相恶

相恶指一种药物能使另一种药物的疗效降低或消除。如人参恶莱菔子，莱菔子能削弱人参的补气作用。

七、相反

相反就是两种药物同用能产生或增强毒副作用。如"十八反""十九畏"等。

在中药配伍"七情"中，相须、相使具有协同作用，可以增强疗效，是临床药物配伍的主要方面，相畏、相杀能降低或消除药物的毒性或副作用，在使用毒性或烈性药物时考虑应用；相恶、相反相互拮抗或产生毒副作用，要避免应用。

第二节　用药禁忌

中药的用药禁忌主要包括配伍禁忌、妊娠禁忌和服药的饮食禁忌三个方面。

一、配伍禁忌

配伍禁忌，即指某些药物合用会产生剧烈的毒副作用，或降低和破坏药效，因而应该避免配合应用，包括"十八反""十九畏"。

“十八反歌”最早见于张子和《儒门事亲》：“本草明言十八反，半蒌贝蔹及攻乌，藻戟遂芫俱战草，诸参辛芍叛藜芦。”即乌头反贝母、瓜蒌、天花粉、半夏、白及、白蔹；甘草反甘遂、大戟、海藻、芫花；藜芦反人参、丹参、玄参、沙参、细辛、赤芍、白芍。

“十九畏”歌诀首见于明·刘纯《医经小学》：“硫黄原是火中精，朴硝一见便相争，水银莫与砒霜见，狼毒最怕密陀僧，巴豆性烈最为上，偏与牵牛不顺情，丁香莫与郁金见，牙硝难合京三棱，川乌草乌不顺犀，人参最怕五灵脂，官桂善能调冷气，若逢石脂便相欺，大凡修合看顺逆，炮爁炙煿莫相依。”即硫黄畏朴硝，水银畏砒霜，狼毒畏密陀僧，巴豆畏牵牛，丁香畏郁金，川乌、草乌畏犀角，牙硝畏三棱，官桂畏赤石脂，人参畏五灵脂。

对于“十八反”“十九畏”中的药物，临床应用时要采取慎重的态度，以免发生意外。

二、妊娠用药禁忌

妊娠涉及母体和胎儿两种非常特殊时期的生理，某些具有影响母体和损害胎元以致堕胎副作用的药物要避免应用，属于妊娠用药禁忌。

根据药物对于胎元损害程度的不同，一般可分为慎用与禁用两大类。慎用的药物包括通经去瘀、行气破滞及辛热滑利之品，如桃仁、红花、牛膝、大黄、枳实、肉桂、干姜、木通、冬葵子、瞿麦等；禁用的药物是指毒性较强或药性猛烈的药物，如巴豆、牵牛、大戟、砒霜等。

三、服药饮食禁忌

病人在生病期间，由于正邪的作用以及服药影响，脾胃功能会受到一定的影响。为了利于药物充分发挥治疗作用，保护人体脾胃功能，在服药期间要忌食生冷、油腻、腥膻、有刺激性的食物，如茯苓忌醋，鳖甲忌苋菜，常山忌葱等。

第三节　中药的剂量

中药剂量是指中药在临床应用时的分量。它主要指每味药的成人一日量

（**按**：本书每味药物标明的用量，除特别注明以外，都是指干燥后生药，在汤剂中成人一日内用量），其次指方剂中每味药之间的比较分量，即相对剂量。

中药的计量单位有重量，如市制斤、两、钱、分、厘；公制千克、克、毫克；数量如生姜三片、蜈蚣二条、大枣七枚、芦根一支、荷叶一角、葱白两只等。自明清以来，我国普遍采用16进位制的"市制"计量方法，即1市斤＝16两＝160钱。自1979年起，我国对中药生产计量统一采用公制，即1公斤＝1000克＝1000000毫克。为了处方和调剂计算方便，按规定以如下的近似值进行换算：1市两（16进位制）＝30克；1钱＝3克；1分＝0.3克；1厘＝0.03克。

一般来讲，确定中药的剂量，要做到因时、因地、因病、因人制宜，如因人制宜要考虑到病人的性别、年龄、体质等。

除了剧毒药、峻烈药、精制药及某些贵重药外，一般中药常用内服剂量约5~10克；部分常用量较大剂量为15~30克；新鲜药物常用量30~60克。

第四节　中药的用法

中药的用法，主要是指汤剂的煎煮法及不同剂型的服用方法。

一、汤剂煎煮法

汤剂是中药最为常用的剂型之一，自商代伊尹创制汤液以来延用至今，经久不衰。汤剂的制作对煎具、用水、火候、煮法都有一定的要求。

1. 煎药用具　以砂锅、瓦罐为好，忌用铁锅、铝锅、铜锅，以免发生化学变化，影响疗效。

2. 煎药用水　古时曾用长流水、井水、雨水、泉水、米泔水等。现在多用自来水、井水、蒸馏水等，但总以水质洁净新鲜为好。

3. 煎药火候　有文火、武火之分。文火，是指使温度上升及水液蒸发缓慢的火候；武火又称急火，是指使温度上升及水液蒸发迅速的火候。

4. 煎煮方法　先将药材浸泡30~60分钟，用水量以高出药面2~3cm为度。一般中药煎煮两次，第二煎加水量为第一煎的1/3~1/2。两次煎液去渣滤净混合后，分2次服用。煎煮的火候和时间，要根据药物性能而定。一般来讲，解表药、清热药宜武火煎煮，时间宜短，煮沸后煎 3~5 分钟即可；补养药需用文火慢煎，时间宜长，煮沸后再续煎 30~60 分钟。某些药物因其质地不同，煎法比较特殊，处方上需加以注明，归纳起来包括先煎、后下、包煎、另煎、溶化、泡服、冲服、煎汤代水等不同煎煮法。

（1）先煎　主要指一些有效成分难溶于水的一些金石、矿物、介壳类药物，应打碎先煎，煮沸 20~30 分钟，再下其他药物同煎，以使有效成分充分析出。如磁石、代赭石、生石膏、紫石英、龙骨、牡蛎、瓦楞子、珍珠母、石决明、鳖甲等。此外，附子、乌头等毒副作用较强的药物，宜先煎 45~60 分钟后，再下他药，久煎可以降低毒性，安全用药。

（2）后下　主要指一些气味芳香的药物，久煎其有效成分易于挥发而降低药效，须在其他药物煎沸 5~10 分钟后放入，如薄荷、青蒿、香薷、木香、砂仁、沉香、白豆蔻、草豆蔻等。此外，有些药物虽不属芳香药，但久煎也能破坏其有效成分，如钩藤、大黄等，亦属后下之列。

（3）包煎　主要指那些细小种子、花粉及带有绒毛的药物，宜先用纱布袋装好，再与其他药物同煎，以防止药液混浊或刺激咽喉引起咳嗽或沉于锅底，加热时引起焦化或糊化。如蛤粉、滑石、旋覆花、车前子、蒲黄等。

（4）另煎　又称另炖，主要是指某些贵重药材，为了更好地煎出有效成分还应单独另煎 2~3 小时。煎液可以另服，也可与其他煎液混合服用，如人参、西洋参、羚羊角、鹿茸、虎骨等。

（5）溶化　又称烊化，主要是指某些胶类药物及黏性大而易溶的药物，为避免入煎粘锅或黏附其他药物影响煎煮，可单用水或黄酒将此类药加热溶化（即烊化）后，用煎好的药液冲服，也可将此类药放入其他药物煎好的药液中加热烊化后服用，如阿胶、鹿角胶、龟甲胶、鳖甲胶、虎骨胶、鸡血藤胶及蜂蜜、饴糖等。

（6）泡服　又叫焗服，主要是指某些有效成分易溶于水或久煎容易破坏药效的药物，可以用少量开水或复方中其他药物滚烫的煎出液趁热浸泡，加盖闷润，减少挥发，半小时后去渣即可服用，如藏红花、番泻叶、胖大海等。

（7）冲服　主要指某些贵重药，用量较轻，为防止散失，常需要研成细末制成散剂，用温开水或其他药物煎液冲服，如麝香、牛黄、珍珠、羚羊角、猴枣、马宝、西洋参、鹿茸、人参、蛤蚧等；还有一些液体药物如竹沥汁、姜汁、藕汁、荸荠汁、鲜地黄汁等也须冲服。

（8）煎汤代水　主要指某些药物为了防止与其他药物同煎使煎液混浊，难于服用，宜先煎后取其上清液代水再煎煮其他药物，如灶心土等。此外，某些药物质轻用量多，体积大，吸水量大如玉米须、丝瓜络、金钱草等，也须煎汤代水用。

二、服药法

1. 服药时间

汤剂一般每日 1 剂，煎 2 次分服，两次间隔时间为 4~6 小时左右。临床用药时可根据病情增减。至于饭前还是饭后服，则主要决定于病变部位和性质。一般来讲，病在胸膈以上者，如眩晕、头痛、目疾、咽痛等，宜饭后服；如病在胸腹以下，如胃、肝、肾等脏疾患，则宜饭前服；某些对胃肠有刺激性的药物宜饭后服；补益药多滋腻碍胃，宜空腹服；治疟药宜在疟疾发作前 2 小时服用；安神药宜睡前 1 小时服；慢性病定时服；急性病、呕吐、惊厥及石淋、咽喉病须煎汤代茶饮者，均可不定时服。

2. 服药方法

（1）汤剂　一般宜温服。但解表药要偏热服，服后还须温覆盖好衣被，或进热粥，以助汗出。寒证用热药宜热服，热证用寒药宜冷服，以防格拒于外。如出现真热假寒当寒药温服，真寒假热者则当热药冷服，此即《内经》所谓"治热以寒，温以行之；治寒以热，凉以行之"的服药方法。

（2）丸剂：颗粒较小者，可直接用温开水送服；大蜜丸者，可以分成小粒吞服；若水丸质硬者，可用开水溶化后服。

（3）散剂、粉剂　可用蜂蜜加以调和送服，或装入胶囊中吞服，避免直接吞服，刺激咽喉。

（4）膏剂　宜用开水冲服，避免直接倒入口中吞咽，以免粘喉引起呕吐。

（5）冲剂、糖浆剂　冲剂宜用开水冲服；糖浆剂可以直接吞服。

此外，危重病人宜少量频服；呕吐患者可以浓煎药汁，少量频服；对于神志不清或因其他原因不能口服时，可采用鼻饲给药法。在应用发汗、泻下、清热药时，若药力较强，要注意患者个体差异，一般得汗、泻下、热降即可停药，适可而止，不必尽剂，以免汗、下、清热太过，损伤人体的正气。

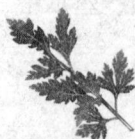

第六章 解 表 药

凡以发散表邪、解除表证为主要作用的药物，称解表药，又叫发表药。

本类药物大多为辛散轻扬之品，主入肺、膀胱经，偏行肌表，能促进肌表发汗，使表邪由汗出而解，从而达到治愈表证、防止疾病传变的目的。即《内经》所谓："其在皮者，汗而发之。"此外，部分解表药兼有利水消肿、止咳平喘等功效。

解表药主要用治恶寒发热、头身疼痛、无汗或有汗不畅、脉浮之外感表证。部分解表药尚可用于治疗水肿、咳喘、麻疹、风疹、风湿痹痛、疮疡初起等兼有表证者。

使用解表药时应针对外感风寒、风热表邪不同，相应选择长于发散风寒或风热的药物。由于冬季多风寒，春季多风热，夏季多夹暑湿，秋季多兼燥邪，故应根据四时气候变化的不同而恰当地配伍祛暑、化湿、润燥药。若虚人外感，正虚邪实，难以祛散表邪者，又应根据体质不同，分别与益气、助阳、养阴、补血药配伍，以扶正祛邪。温病初起，邪在卫分，除选用发散风热药物之外，应同时配伍清热解毒药。

使用发汗力较强的解表药时，用量不宜过大，以免发汗太过，耗伤阳气，损及津液，造成"亡阳""伤阴"的弊端。汗为津液，汗血同源，故对于表虚自汗、阴虚盗汗以及疮疡日久、淋证、失血患者，虽有表证，也应慎用解表药。同时，使用解表药还应注意因时因地而异，如春夏腠理疏松，容易出汗，解表药用量宜轻；冬季腠理致密，不易汗出，解表药用量宜重；北方严寒地区用药宜重；南方炎热地区用药宜轻。且解表药多为辛散轻扬之品，入汤剂不宜久煎，以免有效成分挥发而降低药效。

根据解表药的药性及功效、主治差异，可分为发散风寒药及发散风热药两类，有时又称辛温解表药与辛凉解表药。

第一节 发散风寒药

本类药物性味多属辛温，辛以发散，温可祛寒，故以发散肌表风寒邪气为主要作用。主治风寒表证，症见恶寒发热、无汗或汗出不畅、头身疼痛、鼻塞流涕、口不渴、舌苔薄白、脉浮紧等。部分发散风寒药分别兼有祛风止痒、止痛、止咳平喘、利水消肿、消疮等功效，又可治风疹瘙痒、风湿痹证、咳喘以及水肿、疮疡初起等兼有风寒表证。

麻 黄
《神农本草经》

【来源】 本品为麻黄科植物草麻黄 *Ephedra sinica* Stapf、中麻黄 *Ephedra intermedia* Schrenk et C. A. Mey. 或木贼麻黄 *Ephedra equisetina* Bge. 的草质茎。主产于河北、山西、内蒙古、甘肃等地。秋季采割绿色的草质茎，晒干，除去木质茎、残根及杂质，切段。生用、蜜炙或捣绒用。

【性味归经】 辛、微苦，温。归肺、膀胱经。

【功效】 发汗解表，宣肺平喘，利水消肿。

【主治】

1. 外感风寒表实证。因其发汗散寒之力强，为发汗解表之要药。

2. 风寒束肺咳喘证。

3. 水肿兼有表证。

【常用药对】

1. 麻黄配伍桂枝，发汗解表，治以风寒束肺之外感风寒表实无汗证。

2. 麻黄配伍杏仁，宣肺平喘，治以风寒束肺咳喘证。

3. 麻黄配伍薏苡仁，利水消肿，治以风水水肿证。

4. 麻黄配伍生石膏，清宣并用，治以热邪壅肺，咳喘气急证。

【用量用法】 水煎服，2~10g。麻黄生用发汗、利水，蜜炙平喘。

【使用注意】 麻黄发汗力强，表虚自汗、阴虚盗汗、肾不纳气之虚喘者慎用。

【歌诀】麻黄温散，发汗解表，宣肺平喘，利水消肿。

桂 枝
《神农本草经》

【来源】本品为樟科植物肉桂 *Cinnamomum cassia* Presl 的干燥嫩枝。主产于广东、广西及云南省。春、夏二季采收，除去叶，晒干或切片晒干，生用。

【性味归经】辛、甘，温。归肺、心、膀胱经。

【功效】发汗解肌，温经通阳。

【主治】

1. 风寒表证。发汗力较麻黄缓和，表实无汗或表虚有汗皆可用。

2. 寒凝血滞诸痛证。为上肢病的引经药。

3. 痰饮，水肿及心动悸，脉结代证。

【常用药对】

1. 桂枝配伍白芍，用于外感风寒表虚有汗证。

2. 桂枝配伍枳实、薤白，治胸阳不振、心脉瘀阻之胸痹。

3. 桂枝配伍茯苓、白术，治胸阳不运，痰饮眩悸。

4. 桂枝配伍炙甘草、党参，治心阳不振不能宣通血脉之心动悸、脉结代。

【用量用法】水煎服，3～10g。蜜炙桂枝偏补中助阳，多用于虚寒腹痛，其他方面生用。

【使用注意】桂枝辛温助阳，易伤阴耗血，故外感热病、阴虚火旺、血热妄行之出血证忌用。孕妇及月经过多者慎用。

【歌诀】桂枝基园尖纵棱，外皮棕色甜微辛，木部黄白髓方形，发汗通阳又温经。

紫 苏
《名医别录》

【来源】本品为唇形科一年生草本植物紫苏 *Perilla frutescens*（L.）Britt. 的茎、叶，其叶称紫苏叶，其茎称紫苏梗。我国南北均产。夏秋季采收。阴干，生用。

【性味归经】辛，温。归肺、脾经。

【功效】发汗解表，理气宽中，解鱼蟹毒。

【主治】

1. 风寒表证。发汗力较为缓和。

2. 脾胃气滞证。

3. 鱼蟹中毒。

【常用药对】

1. 紫苏配伍防风，治风寒兼咳喘胸闷者。

2. 紫苏配伍前胡、杏仁，治气喘咳嗽。

3. 紫苏配伍藿香、陈皮，治脾胃气滞、胸闷呕吐。

4. 紫苏配伍生姜，或单煎，治呕吐腹痛。

【用量用法】水煎服，3～10g。

【使用注意】芳香气烈，不宜久煎。

【歌诀】苏叶紫红气芳香，苏梗中空茎呈方，叶散风寒解鱼毒，梗行气滞宽中焦。

【附药】紫苏梗 为紫苏的茎。辛、温，归肺脾经。功能宽胸利膈，顺气安胎。适用于胸腹气滞、胎动不安、胸胁胀痛等症。水煎服，5～10g。不宜久煎。

生 姜
《名医别录》

【来源】本品为姜科植物姜 *Zingiber officinale* Rosc. 的新鲜根茎。各地均产。秋、冬二季采挖，除去须、根及泥沙，切片，生用。

【性味归经】辛，微温。归肺、脾、胃经。

【功效】发汗解表，温中止呕，温肺止咳。

【主治】

1. 外感风寒轻证。多作为辅助药。

2. 各种呕吐证。为呕家圣药。

3. 肺寒咳嗽证。能肺散寒，化痰止咳。

【常用药对】

1. 生姜配伍半夏，用于胃寒呕吐证。

2. 生姜配伍竹茹、黄连，治热证呕吐。

3. 生姜配伍麻黄、杏仁，治风寒客肺，痰多咳嗽。

【用量用法】水煎服，3～10g。或捣汁服。

【使用注意】伤阴助火、阴虚内热及热盛者慎用或忌用。

【歌诀】生姜扁平指掌形，表面黄白有环纹，断见筋脉辛辣味，解表温中止呕逆。

荆 芥
《神农本草经》

【来源】本品为唇形科植物荆芥 *Schizonepeta tenuifolia* Briq. 的干燥地上部分。主产于江苏、浙江、河南、河北、山东等地，多为栽培。夏、秋二季花开到顶、穗绿时采割，除去杂质，晒干，切段。生用或炒炭用。

【性味归经】辛，微温。归肺、肝经。

【功效】祛风解表，透疹止痒，消疮，止血。

【主治】

1. 外感表证。微温不烈，性较平和，风寒风热或寒热不明显者皆可广泛使用。

2. 麻疹不透、风疹瘙痒。

3. 疮疡初期兼表证。

4. 多种出血证。

【常用药对】

1. 荆芥配伍防风，用于外感风寒。

2. 荆芥配伍薄荷、蝉蜕，治麻疹初起，疹出不畅。

3. 荆芥配伍羌活、川芎，治外感风寒疮疡初起。

4. 荆芥配伍生地黄、白茅根，用于血热妄行之吐血。

5. 荆芥配伍地榆、槐花，用于便血、痔血。

【用量用法】水煎服，5～10g。荆芥穗发汗解表力强，善散头面风邪；荆芥炭长于止血；生用长于解表透疹消疮。

【使用注意】本品主要作用为发表祛风，故无风邪或表虚有汗者不宜服。

【歌诀】荆芥茎方紫有气，全株芳香坚果小，穗状花序钟宿尊，祛风解表止血妙。

防 风
《神农本草经》

【来源】本品为伞形科多年生草本防风 *Saposhnikovia divaricata*（Turez.）Schischk. 的干燥根。主产于东北、河北、四川、云南等地。春、秋采挖未抽花茎植株的根，除去杂质，晒干切片，生用或炒炭用。

【性味归经】辛、甘，温。归膀胱、肝、脾经。

【功效】祛风解表，胜湿止痛，止痉。

【主治】

1. 外感风寒表证，皮肤瘙痒。

2. 风湿痹证。为治疗痹证的常用药。

3. 破伤风。

【常用药对】

1. 防风配伍荆芥，用于风寒表证。

2. 防风配伍羌活、桂枝，用于风湿痹证。

3. 防风配伍天麻、天南星、白附子，用于治疗破伤风。

【用量用法】水煎服，5～10g。

【使用注意】凡燥热、阴虚血亏、热病动风者慎用或忌用。

【歌诀】防风长条蚯头毛，皮毛灰黄体较轻，断面外缘多裂隙，发表祛风并除湿。

羌 活
《神农本草经》

【来源】本品为伞形科植物羌活 *Notopterygium incisum* Tncisum Ting ex H. Chang 或宽叶羌活 *Notopterygium forbesii* Boiss. 的干燥根茎及根。羌活主产于四川、云南、青海、甘肃等省。宽叶羌活主产于四川、青海、陕西、河南等省。春、秋二季采挖，除去须根及泥沙，晒干。切片，生用。

【性味归经】辛、苦，温。归膀胱、肾经。

【功效】发散风寒，胜湿止痛。

【主治】

1. 风寒表证。有较强的发散风寒和止痛之功效。

2. 风寒湿痹证。尤适上半身风寒湿痹，肩背肢节疼痛。

【常用药对】

1. 羌活配伍防风，治风寒夹湿表证。

2. 羌活配伍紫苏、荆芥、白芷，治风寒感冒、头身疼痛证。

【用量用法】水煎服，3～10g。

【使用注意】辛香温燥之性较烈，故阴虚、燥热证慎用。脾胃虚弱者，用量过大易导致呕吐。

【歌诀】羌活似蚕或竹节，外皮棕褐隆疣节，断面菊纹朱砂点，解表祛湿利关节。

白　芷
《神农本草经》

【来源】本品为伞形科植物白芷 Angelica dahurica（Fisch. ex Hoffm.）Benth. et Hook. f. 或杭白芷 Angelica dahuriea（Fisch. ex Hoffm.）Benth. et Hook. f. var. formosana（Boiss.）Shan et Yuan. 的干燥根。白芷产于河南长葛、禹县者习称"禹白芷"，产于河北安国者习称"祁白芷"。此外，陕西和东北亦产。杭白芷产于浙江、福建、四川等省，习称"杭白芷"和"川白芷"。夏、秋间叶黄时采挖，除去须根及泥沙，晒干或低温干燥。切片，生用。

【性味归经】辛，温。归胃、大肠、肺经。

【功效】祛风散寒，通窍止痛，燥湿止带，消肿排脓。

【主治】

1. 风寒表证。芳香温通，以止痛、通鼻窍见长。

2. 阳明经头痛。治疗阳明经头痛的要药。

3. 寒湿带下。

4. 疮疡肿毒。

【常用药对】

1. 白芷配伍防风、羌活，用于风寒表证。

2. 白芷配伍川芎、细辛，治疗阳明经头痛。

3. 白芷配伍白术、茯苓，治疗寒湿带下；配伍黄柏、车前子治疗湿热带下。

4. 白芷配伍穿山甲，治疗疮疡肿毒。

【用量用法】水煎服，3～10g。

【使用注意】辛香温燥，故阴虚、血热者忌用。

【歌诀】白芷有楞疙瘩丁，断面色白有环纹，皮色灰黄色香辛，解表止痛排脓净。

细 辛
《神农本草经》

【来源】本品为马兜铃科植物北细辛 *Asarum heterotropoides* Fr. Schmidt var. *mandshuricum* （Maxim.）kitag.、汉城细辛 *Asarum sieboldii* Miq. Var. seoulense Nakai 或华细辛 Asarum sieboldii Miq. 的干燥全草。前两种习称"辽细辛"，主产于东北地区；华细辛主产于陕西、河南、山东、浙江等省。夏季果熟期或初秋采挖，除去泥沙，阴干。切段，生用。

【性味归经】辛，温。有小毒。归肺、肾、心经。

【功效】祛风散寒，通窍止痛，温肺化饮。

【主治】

1. 阳虚外感，恶寒发热头痛，脉反沉者。

2. 外感风寒表证，鼻塞不通。

3. 头痛：外感内伤的多种头痛，多用于外感风寒的偏正头痛。

4. 牙痛。

5. 风湿痹痛，以肢体关节疼痛、麻木为主。

6. 鼻渊症：鼻流清涕，浊涕不止，不辨气味，鼻塞不通。

7. 主治寒饮伏肺，痰多清稀，咳嗽气喘。

【常用药对】

1. 细辛配伍麻黄、附子，用于阳虚外感。

2. 细辛配伍川芎、白芷，治疗头痛。

3. 细辛配伍石膏、黄芩，治疗胃火牙痛。

4. 细辛配伍羌活、独活，治疗风湿痹痛。

5. 细辛配伍白芷、辛夷，治疗鼻渊。

【用量用法】 水煎服，1～3g。外用适量。

【使用注意】 用量不宜过大，古有"细辛用量不过钱"之说。反藜芦。气虚多汗、阴虚阳亢头痛、阴虚肺热咳嗽等忌用。

【歌诀】 细辛解表，祛风止痛。温肺化饮，鼻窍能通。

香　薷

《名医别录》

【来源】 本品为唇形科植物石香薷 *Mosla chinensis* Maxim. 或江香薷 *Mosla chinensis* Maxim. cv. jiangxiangru. 的干燥地上部分。前者称"青香薷"，后者称"江香薷"。青香薷主产于广西、湖南、湖北等地，系野生，多自产自销；江香薷主产于江西宜分县，为栽培品，产量大而质量佳，行销全国。夏、秋二季茎叶茂盛、果实成熟时采割，除去杂质，晒干，切段，生用。

【性味归经】 辛，微温。归肺、脾、胃经。

【功效】 发汗解表，化湿和中，利水消肿。

【主治】

1. 阴暑证。善治夏月乘凉饮冷，外感风寒，内伤暑湿，恶寒发热、头痛无汗、呕吐腹泻的阴暑证。

2. 水肿脚气、小便不利及脚气水肿者。

【常用药对】

1. 香薷配伍厚朴、扁豆，用于阴暑证。

2. 香薷可单用或配伍健脾利水的白术，用于小便不利及脚气水肿者。

【用量用法】 水煎服，3～10g，不宜久煎。

【使用注意】 本品辛温发汗之力较强，表虚有汗及阳暑证当忌用，专治阴暑。

【歌诀】 香薷味辛，伤暑便涩，霍乱水肿，除烦解热。

辛 夷
《神农本草经》

【来源】本品为木兰科植物望春花 *Magnolia biondii* Pamp.、玉兰 *Magnolia denudata Desr.* 或武当玉兰 *Magnolia sprengeri* Pamp. 的干燥花蕾。主产于河南、安徽、湖北、四川、陕西等地。玉兰多为庭园栽培。冬末春初花未开放时采收，除去枝梗，阴干入药用。

【性味归经】辛，温。归肺、胃经。

【功效】发散风寒，宣通鼻窍。

【主治】

1. 风寒头痛。治外感风寒，头痛鼻塞。

2. 鼻渊头痛。本品辛温发散，芳香通窍，其性上达，升达清气，有散风邪、通鼻窍之功，故为治鼻渊头痛之要药。

【常用药对】

1. 辛夷可配伍川芎、防风、白芷等发散风寒药，治疗风寒头痛。

2. 辛夷配伍白芷、细辛，用于鼻渊头痛偏风寒者。

【用量用法】煎服，3~9g。本品有毛，刺激咽喉，内服时宜用纱布包煎。外用适量。

【使用注意】阴虚火旺者忌服。

【歌诀】辛夷味辛，鼻塞流涕，香臭不闻，通窍之剂。

苍 耳 子
《神农本草经》

【来源】本品为菊科植物苍耳 *Xanthium sibiricum* Patr. 的干燥成熟带总苞的果实。产于全国各地，多自产自销。秋季果实成熟时采收，干燥，除去梗、叶等杂质。炒去硬刺用。

【性味归经】辛、苦，温；有小毒。归肺经。

【功效】祛风解表，宣通鼻窍，除湿止痛。

【主治】

1. 鼻渊头痛。

2. 风湿痹痛。

【常用药对】

1. 苍耳子常配伍辛夷、白芷、薄荷，治鼻渊头痛，即苍耳子散。

2. 苍耳子可单用，或与秦艽、蚕沙等同用，泡酒服，治风湿痹证、四肢拘挛。

【用量用法】煎服，3～10g。或入丸散。

【使用注意】血虚头痛不宜服用。过量服用易致中毒。

【歌诀】苍耳子苦，疥癣细疮，驱风湿痹，瘙痒堪尝。

第二节　发散风热药

本类药物多辛苦而偏寒凉，辛以发散，凉可祛热，故以发散风热为主要作用，发汗解表作用较发散风寒药缓和。主要适用于风热感冒以及温病初起邪在卫分者，症见发热、微恶风寒、咽干口渴、头痛目赤、舌边尖红、苔薄黄、脉浮数等。部分发散风热药还兼有清头目、利咽喉、透疹、止痒、止咳的作用，又可用于治疗风热所致的目赤多泪、咽喉肿痛、麻疹不透、风疹瘙痒以及风热咳嗽等症。

薄　荷
《新修本草》

【来源】本品为唇形科植物薄荷 *Mentha haplocalyx* Briq. 的干燥地上部分。主产于江苏的太仓以及浙江、湖南等省。夏、秋二季茎叶茂盛或花开至三轮时，选晴天，分次采割，晒干或阴干。切段，生用。

【性味归经】辛，凉。归肺、肝经。

【功效】疏散风热，清利头目，利咽透疹，疏肝解郁。

【主治】

1. 风热感冒，温病初起。

2. 风热头痛，目赤多泪，咽喉肿痛。

3. 麻疹不透，风疹瘙痒。

4. 肝郁气滞，胸闷胁痛。

【常用药对】

1. 薄荷配伍金银花、连翘，用于风热表证、温病初起。

2. 薄荷配伍菊花，治疗风热上攻之头痛目赤。

3. 薄荷配伍桔梗，治疗咽喉肿痛。

4. 薄荷配伍蝉蜕，治疗麻疹不透。

【用量用法】煎服，3~6g，宜后下。薄荷叶长于发汗解表，薄荷梗偏于行气和中。

【使用注意】本品芳香辛散，发汗耗气，故体虚多汗者不宜使用。

【歌诀】薄荷味辛，最清头目，利咽透疹，疏肝解郁。

蝉 蜕

《名医别录》

【来源】本品为蝉科昆虫黑蚱 *Cryptotympana pustulata* Fabricius 的若虫羽化时脱落的皮壳。主产于山东、河北、河南、江苏等省。全国大部分地区亦产。夏、秋二季采集，除去泥土、杂质，晒干。生用。

【性味归经】甘，寒。归肺、肝经。

【功效】疏散风热，利咽开音，透疹止痒，明目退翳，息风止痉。

【主治】

1. 风热感冒，温病初起，咽痛音哑。

2. 麻疹不透，风疹瘙痒。

3. 目赤翳障。

4. 急慢惊风，破伤风。

【常用药对】

1. 蝉蜕配伍薄荷，用于风热表证及温病初起。

2. 蝉蜕配伍薄荷，用于麻疹不透；配伍防风、荆芥，用于皮肤瘙痒。

3. 蝉蜕配伍牛黄、黄连，用于小儿急热惊风。

4. 蝉蜕配伍菊花，用于风热上攻、目赤翳障。

【用量用法】煎服，3～10g，或单味研末冲服。一般病证，用量宜小；止痉则需大量。

【使用注意】《名医别录》有"主妇人生子不下"的记载，故孕妇当慎用。

【歌诀】蝉蜕甘寒，消风定惊，利咽开音，退翳明目。

牛 蒡 子
《名医别录》

【来源】本品为菊科植物牛蒡 *Arctium lappa* L. 的干燥成熟果实。主产于东北及浙江省。此外，四川、湖北、河北、河南、陕西等省亦产。秋季果实成熟时采收，晒干，打下果实，除去杂质，再晒干。生用或炒用，用时捣碎。

【性味归经】辛、苦，寒。归肺、胃经。

【功效】疏散风热，宣肺透疹，利咽散结，解毒消肿。

【主治】

1. 风热感冒，温病初起。

2. 麻疹不透，风疹瘙痒。

3. 痈肿疮毒，丹毒，痄腮，喉痹。

【常用药对】

1. 牛蒡子配伍金银花、连翘，用于风热表证。

2. 牛蒡子配伍薄荷、蝉蜕，用于麻疹初起。

3. 牛蒡子配伍桔梗，用于咽喉肿痛。

4. 牛蒡子配伍连翘、板蓝根，用于热毒疮疡、丹毒、痄腮、喉痹。

【用量用法】煎服，6～12g。炒用可使其苦寒及滑肠之性略减。

【使用注意】本品性寒，滑肠通便，气虚便溏者慎用。

【歌诀】鼠黏子辛，能除疮毒，隐疹风热，咽疼可逐。

桑 叶
《神农本草经》

【来源】本品为桑科植物桑 *Morus alba* L. 的干燥叶。我国各地大都有野生或栽培。初霜后采收，除去杂质，晒干。生用或蜜炙用。

【性味归经】甘、苦，寒。归肺、肝经。

【功效】疏散风热，清肺润燥，清肝明目。

【主治】

1. 风热感冒，温病初起。

2. 肺热咳嗽，燥热咳嗽。

3. 肝阳眩晕。

4. 目赤昏花。

【常用药对】

1. 桑叶配伍菊花，用于风热表证。

2. 桑叶配伍石膏，用于肺热或燥热咳嗽。

3. 桑叶配伍菊花、石决明，用于肝阳上亢眩晕。

【用量用法】煎服，5～9g；或入丸散。外用煎水洗眼。桑叶蜜炙能增强润肺止咳的作用，故肺燥咳嗽多用蜜炙桑叶。

【歌诀】桑叶苦寒，风热疏散。清肺润燥，明目清肝。

菊 花
《神农本草经》

【来源】本品为菊科植物菊 *Chrysanthemum morifolium* Ramat. 的干燥头状花序。主产于浙江、安徽、河南等地，四川、河北、山东等地亦产，多栽培。9～11月花盛开时分批采收，阴干或焙干，或熏、蒸后晒干，生用。药材按产地和加工方法的不同，分为"亳菊""滁菊""贡菊""杭菊"等，以亳菊和滁菊品质最优。由于花的颜色不同，又有黄菊花和白菊花之分。

【性味归经】辛、甘、苦，微寒。归肺、肝经。

【功效】疏散风热，平抑肝阳，清肝明目，清热解毒。

【主治】

1. 风热感冒，温病初起。

2. 肝阳眩晕。

3. 目赤昏花。

4. 肝经风热。

5. 疮痈肿毒。

【常用药对】

1. 菊花配伍桑叶，用于风热表证。

2. 菊花配伍夏枯草、枸杞，用于目疾。

3. 菊花配伍石决明，用于肝阳上亢、头痛眩晕。

4. 菊花配伍金银花，用于疮痈肿毒。

【用量用法】 煎服，5～9g。疏散风热，宜用黄菊花（杭菊花）；平肝、清肝明目，宜用白菊花（滁菊花）；清热解毒，用野菊花。

【歌诀】 菊花味甘，除热祛风，头晕目赤，收泪殊功。

【附药】 野菊花 为菊科植物野菊的干燥头状花序。苦、辛，微寒。归肝、心经。功效清热解毒，主治痈疽疔疖、咽喉肿痛、目赤肿痛、头痛眩晕等。煎服，10～15g。外用适量。

柴　胡
《神农本草经》

【来源】 本品为伞形科植物柴胡 *Bupleurum chinensis* DC. 或狭叶柴胡 *Bupleurum scorzonerifolium* Willd. 的干燥根。按性状不同，分别称"北柴胡"及"南柴胡"。北柴胡主产于河北、河南、辽宁、湖北、陕西等省；南柴胡主产于湖北、四川、安徽、黑龙江、吉林等省。春、秋二季采挖，除去茎叶及泥沙，干燥。切段，生用或醋炙用。

【性味归经】 苦、辛，微寒。归肝、胆经。

【功效】 解表退热，疏肝解郁，升举阳气。

【主治】

1. 表证发热，少阳证。善于祛邪解表退热和疏散少阳半表半里之邪。

2. 肝郁气滞。

3. 气虚下陷，脏器脱垂。

此外，还可退热截疟。

【常用药对】

1. 柴胡配伍黄芩，用于少阳证。

2. 柴胡配伍白芍，用于肝郁气滞，月经不调。

3. 柴胡配伍升麻、黄芪、人参，用于中气下陷，脏器脱垂。

【用量用法】煎服，3～9g。解表退热宜生用，且用量宜稍重；疏肝解郁宜醋炙；升阳可生用或酒炙，其用量均宜稍轻。

【使用注意】柴胡其性升散，古人有"柴胡劫肝阴"之说，阴虚阳亢、肝风内动、阴虚火旺及气机上逆者忌用或慎用。

【歌诀】柴胡味苦，能泻肝火，寒热往来，疟疾均可。

升 麻
《神农本草经》

【来源】本品为毛茛科植物大三叶升麻 *Cimicifuga heracleifolia* Kom.、兴安升麻 *Cimicifuga dahurica*（Turcz.）Maxim. 或升麻 *Cimicifuga foetida* L. 的干燥根茎。主产于辽宁、吉林、黑龙江、河北、山西、陕西、四川、青海等地。秋季采挖，除去泥沙，晒至须根干时，燎去或除去须根，晒干。切片，生用或蜜制用。

【性味归经】辛、微甘，微寒。归肺、脾、胃、大肠经。

【功效】解表透疹，清热解毒，升举阳气。

【主治】

1. 外感表证。

2. 麻疹不透。

3. 阳明热毒引起的齿痛口疮，风热上壅引起的咽喉肿痛，温毒发斑。

4. 气虚下陷，脏器脱垂，崩漏下血。

【常用药对】

1. 升麻配伍薄荷、菊花，用于风热表证。

2. 升麻配伍麻黄、紫苏，用于风寒表证。

3. 升麻配伍葛根，用于麻疹不透。

4. 升麻配伍黄连、石膏，用于热毒证。

5. 升麻配伍柴胡、黄芩、人参等，用于中气下陷，脏器脱垂证。

【用量用法】煎服，3～9g。发表透疹、清热解毒宜生用，升阳举陷宜炙用。

【使用注意】麻疹已透，阴虚火旺，以及阴虚阳亢者，均当忌用。

【歌诀】升麻性寒，清胃解毒，升提下陷，牙痛可逐。

葛 根
《神农本草经》

【来源】本品为豆科植物野葛 *Pueraria lobata*（Willd.）Ohwi 或甘葛藤 *Pueraria thomsonii* Benth. 的干燥根。野葛主产于湖南、河南、广东、浙江、四川等省；甘葛藤多为栽培，主产于广西、广东等省，四川、云南地区亦产。秋、冬二季采挖，野葛多趁鲜切成厚片或小块，干燥；甘葛藤习称"粉葛"，多除去外皮，用硫黄熏后，稍干，截段或再纵切两半，干燥。生用，或煨用。

【性味归经】甘、辛，凉。归脾、胃经。

【功效】解肌退热，透疹，生津止渴，升阳止泻。

【主治】

1. 外感发热，头痛，无汗。治疗项背强痛的首选，而且为阳明胃经之要药。

2. 麻疹不透。

3. 热病口渴，阴虚消渴。

4. 热泄热痢，脾虚泄泻。

【常用药对】

1. 葛根配伍柴胡，用于表证发热。

2. 葛根配伍麻黄，用于治疗恶寒无汗，项背强痛。

3. 葛根配伍升麻，用于麻疹不透。

4. 葛根配伍天花粉、麦冬，用于热病烦渴，内热消渴。

【用量用法】煎服，9~15g。解肌退热、透疹、生津，宜生用；升阳止泻，宜煨用。

【歌诀】葛根味甘，祛风发散，温疟往来，止渴解酒。

蔓 荆 子
《神农本草经》

【来源】本品为马鞭草科植物单叶蔓荆 *Vitex trifolia* L. var. *simplicifolia*

Cham. 或蔓荆 *Vitex trifolia* L. 的干燥成熟果实。单叶蔓荆主产于山东、江西、浙江、福建等省；蔓荆主产于广东、广西等省区。秋季果实成熟时采收，除去杂质，晒干。生用或炒用。

【性味归经】辛、苦，微寒。归膀胱、肝、胃经。

【功效】疏散风热，清利头目，止痛。

【主治】

1. 风热感冒，头昏头痛。偏于清利头目，疏散头面之邪。

2. 目赤肿痛，耳鸣耳聋。

【常用药对】

1. 蔓荆子配伍菊花、薄荷，用于巅顶头痛。

2. 蔓荆子配伍蝉蜕，用于目赤肿痛。

3. 蔓荆子配伍川芎、羌活，用于风湿痹痛。

【用量用法】煎服，5~9g。

【歌诀】蔓荆子苦，头疼能治，拘缠湿痹，泪眼堪除。

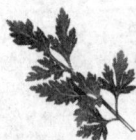

第七章 清 热 药

凡以清解里热、治疗里热证为主的药物，称为清热药。

本类药物药性寒凉，沉降入里，通过清热泻火、凉血、解毒及清虚热等不同作用，使里热得以清解。即《内经》所谓"热者寒之"，《神农本草经》所谓"疗热以寒药"之意思。

清热药主要用治温热病高热烦渴、湿热泻痢、温毒发斑、痈肿疮毒及阴虚发热等里热证。

由于发病原因不一，病情变化不同，患者体质有异，故里热证有热在气分、血分之分，有实热、虚热之别。根据清热药的功效及其主治证的差异，可将其分为五类：

清热泻火药：功能清气分热，主治气分实热证。

清热燥湿药：偏苦燥，清泄，功能清热燥湿，主治湿热泻痢、黄疸等症。

清热凉血药：主入血分，功能清血分热，主治血分实热证。

清热解毒药：功能清热解毒，主治热毒炽盛之痈肿疮疡等症。

清虚热药：功能清虚热、退骨蒸，主治热邪伤阴、阴虚发热。

使用清热药时，应辨明热证的虚实。实热证有气分热、营血分热及气血两燔之别，应分别予以清热泻火、清营凉血、气血两清；虚热证又有邪热伤阴、阴虚发热及肝肾阴虚、阴虚内热之异，则须清热养阴透热或滋阴凉血除蒸。若里热兼有表证，治宜先解表后清里，或配解表药用，以达到表里双解；若里热兼积滞，宜配通里泻下药使用。

本类药物性多寒凉，易伤脾胃，故脾胃气虚、食少便溏者慎用；苦寒药物易化燥伤阴，热证伤阴或阴虚患者慎用；清热药禁用于阴盛格阳或真寒假热之证。

第一节 清热泻火药

热为火之渐，火为热之极。本类药物性味多苦寒或甘寒，清热力较强，用以治疗火热较盛的病证，故称为清热泻火药。本类药物以清泄气分邪热为主，适用于热病邪入气分而见高热、口渴、汗出、烦躁，甚或神昏谵语、舌红苔黄、脉洪数实者。此外，因各药归经的差异，还分别适用于肺热、胃热、心火、肝火等引起的脏腑火热证。

使用清热泻火药时，若里热炽盛而正气已虚，则宜适当配伍补虚药，以扶正祛邪。

石 膏
《神农本草经》

【来源】 本品为硫酸盐类矿物硬石膏族石膏，主含含水硫酸钙（$CaSO_4 \cdot 2H_2O$）。主产于湖北、甘肃、四川、安徽等地，以湖北应城产者最佳，全年可采。采挖后，除去泥沙及杂石，研细生用或煅用。

【性味归经】 甘、辛，大寒。归肺、胃经。

【功效】 生用：清热泻火，除烦止渴；煅用：收敛生肌。

【主治】

1. 温病热在气分。

2. 肺热喘咳证。

3. 胃火牙痛、头痛，消渴。

4. 疮疡溃而不敛，湿疹瘙痒，水火烫伤，外伤出血。

【常用药对】

1. 石膏配伍知母，用于温病气分实热证；配伍玄参，用于温病气血两燔证。

2. 石膏配伍麦冬、人参，用于暑伤气阴、热病后期余热未尽，气津两伤者。

3. 石膏配伍麻黄、杏仁，用于肺热喘咳证，清肺经实热。

4. 石膏配伍牛膝、知母，用于胃火牙痛、头痛，实热消渴。

5. 疮疡溃而不敛，可配伍升药如九一散（九一丹）。

【用量用法】 生石膏入煎剂，15～60g，打碎先煎。内服宜生用；煅石膏外用适量，研末撒敷患处。

【使用注意】 脾胃虚寒、阴虚内热者忌服。

【歌诀】 石膏大寒，能泻胃火，发渴头痛，解肌立妥。

知　母

《神农本草经》

【来源】 本品为百合科植物知母 *Anemarrhena asphodeloides* Bge. 的干燥根茎。主产于河北、山西及山东等地。春、秋二季采挖，除去须根及泥沙，晒干，习称"毛知母"。或除去外皮，晒干。切片入药，生用，或盐水炙用。

【性味归经】 苦、甘，寒。归肺、胃、肾经。

【功效】 清热泻火，滋阴润燥，退虚热。

【主治】

1. 热病烦渴。

2. 肺热燥咳。

3. 骨蒸潮热。

4. 内热消渴。

5. 肠燥便秘。

【常用药对】

1. 知母配伍石膏，用于热病烦渴。

2. 知母配伍川贝母，治疗肺热燥咳。

3. 知母配伍黄柏、生地黄，用于阴虚火旺所致的骨蒸潮热、盗汗、心烦。

4. 知母配伍天花粉、葛根，治疗阴虚内热的消渴证。

5. 知母配伍生地黄、玄参、麦冬，治疗肠燥便秘。

【用量用法】 入煎剂，6～12g。清热泻火宜生用，滋阴润燥宜盐水炙用。

【使用注意】 知母性寒质润，滑肠，脾虚便溏者不宜用。

【歌诀】 知母味苦，热渴能除，骨蒸有汗，痰咳皆舒。

芦　根

《名医别录》

【来源】 本品为禾本科植物芦苇 *Phragmites communis* Trin. 的新鲜或干燥根茎。全国各地均有分布。全年均可采挖，鲜用，或切后晒干用。

【性味归经】 甘，寒。归肺、胃经。

【功效】清热生津，除烦止呕，祛痰排脓，利尿。

【主治】

1. 热病烦渴。

2. 胃热呕哕。

3. 肺热咳嗽。

4. 湿热淋证。

【常用药对】

1. 芦根配伍天花粉，用于热病烦渴。

2. 芦根配伍黄连、竹茹，用于胃热呕吐。

3. 芦根配伍贝母，用于肺热咳嗽。

4. 芦根配伍鱼腥草，用于肺痈吐脓。

5. 芦根配伍车前子，用于湿热淋证。

【用量用法】煎服，干品 15~30g；鲜品加倍，或捣汁用。

【使用注意】脾胃虚寒者忌服。

【歌诀】芦根利尿，止呕止咳，泻火除烦，生津止渴。

天 花 粉

《神农本草经》

【来源】本品为葫芦科植物栝楼 *Trichosanthes kirilowii* Maxim. 或双边栝楼 *Trichosanthes rosthornii* Herms 的干燥根。全国南北各地均产，以河南安阳一带产者质量较好。秋、冬二季采挖，洗净，除去外皮，切厚片。鲜用或干燥用。

【性味归经】甘、微苦，微寒。归肺、胃经。

【功效】清热泻火，生津止渴，润肺止咳，消肿排脓。

【主治】

1. 热病烦渴。

2. 内热消渴。

3. 肺热燥咳。

4. 疮疡肿毒。

【常用药对】

1. 天花粉配伍芦根、麦冬，用于热病烦渴。

2. 天花粉配伍知母、葛根，用于内热消渴。

3. 天花粉配伍杏仁、贝母，用于肺热燥咳。

4. 天花粉配伍金银花、连翘，用于疮疡肿毒。

【用量用法】煎服，10～15g。

【使用注意】脾胃虚寒，大便溏泄者慎用，孕妇忌用。不宜与乌头类药物同用。

【歌诀】天花粉寒，止渴祛烦，排脓消毒，善除热痈。

竹 叶
《名医别录》

【来源】本品为禾本科植物淡竹 *Phyllostachys nigra* （Lodd.） Munro var. *henonis*（Mitf.）Stapf ex Rendle 的叶。其卷而未放的幼叶，称竹叶卷心。产于长江流域各省。随时可采，宜用鲜品。

【性味归经】甘、淡，寒。归心、胃、小肠经。

【功效】清热除烦，生津，利尿。

【主治】

1. 热病烦渴。

2. 口疮尿赤。

【常用药对】

1. 竹叶配伍石膏、芦根，用于热病烦渴。

2. 竹叶配伍生地黄、木通，用于口疮尿赤。

【用量用法】煎服，6～15g。

【使用注意】阴虚火旺、骨蒸潮热者忌用。

【歌诀】竹叶味甘，退热安眠，化痰定喘，止渴消烦。

栀 子
《神农本草经》

【来源】本品为茜草科植物栀子 *Gardenia jasminoides* Ellis 的干燥成熟果实。产于长江以南各省。9～11月果实成熟显红黄色时采收。生用、炒焦或炒炭用。

【性味归经】苦，寒。归心、胃、肝、肺、三焦经。

【功效】泻火除烦，清热利湿，凉血解毒。焦栀子可凉血止血。

【主治】

1. 热病心烦。

2. 湿热黄疸。

3. 血淋涩痛。

4. 血热吐衄。

5. 目赤肿痛。

6. 火毒疮疡。

【常用药对】

1. 栀子配伍淡豆豉，治疗热病心烦、躁扰不宁。

2. 栀子配伍大黄、茵陈，治疗肝胆湿热郁蒸所致的黄疸。

3. 栀子配伍金银花、蒲公英、连翘，治疗火毒疮疡、红肿热痛。

【用量用法】入煎剂，5～10g。外用生品适量，研末调敷。

【使用注意】栀子苦寒伤胃，脾虚便溏者不宜使用。

【歌诀】栀子性寒，解郁除烦，吐衄胃痛，火降小便。

夏　枯　草
《神农本草经》

【来源】本品为唇形科植物夏枯草 *Prunella vulgaris* L. 的干燥果穗。全国各地均产，主产于江苏、浙江、安徽、河南等地。夏季果穗呈棕红色时采收，除去杂质，晒干。生用。

【性味归经】辛、苦，寒。归肝、胆经。

【功效】清肝火，散郁结，平肝阳。

【主治】

1. 目赤肿痛。

2. 瘰疬、瘿瘤，乳痈肿痛。

3. 肝阳上亢引起的头胀痛、眩晕。

【常用药对】

1. 夏枯草配伍菊花、决明子，用于肝火上炎的目赤肿痛、头痛目眩。

2. 夏枯草配伍海藻、昆布，用于瘿瘤。

【用量用法】入煎剂，9～15g。或煎膏服用。

【使用注意】脾胃虚弱者慎用。

【歌诀】夏枯草苦，瘰疬瘿瘤，破癥散结，湿痹能疗。

决 明 子

《神农本草经》

【来源】本品为豆科植物决明 *Cassia obtusifolia* L. 或小决明 *Cassia tora* L. 的干燥成熟种子。全国南北各地均有栽培，主产于安徽、广西、四川、浙江、广东等地，秋季采收成熟果实，晒干，打下种子，除去杂质。生用，或炒用。

【性味归经】甘、苦、咸，微寒。归肝、大肠经。

【功效】清肝明目，润肠通便。

【主治】

1. 目赤肿痛，羞明多泪，目暗不明。

2. 头痛，眩晕。

3. 肠燥便秘。

【常用药对】

1. 决明子配伍夏枯草、栀子，用于肝经实火。

2. 决明子配伍火麻仁、瓜蒌仁，用于肠燥便秘。

【用量用法】煎服，10～15g。用于润肠通便，不宜久煎。

【使用注意】气虚便溏者不宜用。

【歌诀】决明子甘，能祛肝热，目疼收泪，仍止鼻血。

第二节 清热燥湿药

本类药物性味苦寒，清热之中，燥湿力强，故称为清热燥湿药，主要用于湿热证。因其苦降泄热力大，故本类药物多能清热泻火，可用治脏腑火热证。因湿热所侵肌体部位的不同，临床症状各有所异。如湿温或暑温夹湿，湿热壅结，气机不畅，则症见身热不扬、胸脘痞闷、小便短赤、舌苔黄腻；

若湿热蕴结脾胃，升降失常，则症见脘腹胀满、呕吐、泻痢；若湿热壅滞大肠，传导失职，则症见泄泻、痢疾、痔疮肿痛；若湿热蕴蒸肝胆，则症见黄疸尿赤、胁肋胀痛、耳肿流脓；若湿热下注，则症见带下色黄，或热淋灼痛；若湿热流注关节，则症见关节红肿热痛；若湿热浸淫肌肤，则可见湿疹、湿疮。

本类药物苦寒性大，燥湿力强，过服易伐胃伤阴，故用量一般不宜过大。凡脾胃虚寒、津伤阴损者应慎用，必要时可与健胃药或养阴药同用。用本类药物治疗脏腑火热证及痈疽肿毒时，均可配伍清热泻火药、清热解毒药同用。

黄 芩
《神农本草经》

【来源】本品为唇形科植物黄芩 *Scutellaria baicalensis* Georgi 的干燥根。主产于河北、山西、内蒙古、河南、陕西等地。春、秋两季采挖，去除须根及泥沙，晒后撞去粗皮，蒸透或开水润透切片，晒干。生用、酒炙或炒炭用。

【性味归经】苦，寒。归肺、胆、脾、胃、大肠、小肠经。

【功效】清热燥湿，泻火解毒，止血，安胎。

【主治】

1. 湿温，暑湿，胸闷呕恶，湿热痞满，黄疸，泻痢。

2. 肺热咳嗽，高热烦渴。

3. 血热吐衄。

4. 痈肿疮毒。

5. 胎动不安。

【常用药对】

1. 黄芩配伍滑石、白豆蔻、通草，用于湿温、暑湿证。

2. 黄芩配伍黄连、干姜、半夏，用于湿热中阻。

3. 黄芩配伍葛根、黄连，用于湿热泻痢。

4. 黄芩配伍茵陈、栀子，用于湿热黄疸。

5. 黄芩配伍法半夏，用于肺热咳嗽痰多者。

6. 黄芩配伍生地黄、黄柏，用于治疗血热胎动不安。

7. 黄芩配伍地榆、槐花，用于血热便血。

8. 黄芩配伍黄连、黄柏、栀子，用于痈肿疮毒。

【用量用法】入煎剂，3～10g。清热，多生用；安胎，多炒用；清上焦热，可酒炙用；止血，可炒炭用。

【使用注意】苦寒伤胃，脾胃虚寒者不宜使用。

【歌诀】黄芩苦寒，枯泻肺火，子清大肠，湿热皆可。

黄　连
《神农本草经》

【来源】本品为毛茛科植物黄连 *Coptis chinensis Franch*、三角叶黄连 *Coptis deltoidea* C. Y. Cheng et Hsiao 或云连 *Coptis teeta* Wall. 的干燥根茎。以上三种分别可称为"味连""雅连""云连"。多系栽培，主产于四川、云南、湖北。秋季采挖，除去须根及泥沙，干燥。生用或清炒、姜汁炙、酒炙、吴茱萸水炙用。

【性味归经】苦，寒。归心、脾、胃、胆、大肠经。

【功效】清热燥湿，泻火解毒。

【主治】

1. 湿热痞满，呕吐吞酸。

2. 湿热泻痢。

3. 高热神昏，心烦不寐，血热吐衄。

4. 痈肿疔疮，目赤牙痛。

5. 消渴。

6. 外治湿疹、湿疮，耳道流脓。

【常用药对】

1. 黄连配伍石膏、竹茹，用于胃热呕吐。

2. 黄连配伍吴茱萸，用于肝火犯胃的胁肋胀痛、呕吐吞酸。

3. 黄连配伍黄芩、栀子，用于痈肿疔毒。

4. 黄连配伍麦冬、黄柏，治疗胃火炽盛、消谷善饥的消渴证。

【用量用法】入煎剂，2～5g。外用适量。

【使用注意】①大苦大寒，过服久服伤脾胃，脾胃虚寒者忌用；②苦燥易伤阴津，阴虚津伤者慎用。

【歌诀】黄连味苦，泻心除痞，清热明眸，厚肠止泻。

黄 柏
《神农本草经》

【来源】本品为芸香科植物黄皮树 *Phellodendron chinense* Schneid. 或黄柏 *P. amurense* Rupr. 的干燥树皮。前者习称"川黄柏"，后者习称"关黄柏"。川黄柏主产于四川、贵州、湖北、云南等地，关黄柏主产于辽宁、吉林、河北等地。清明之后剥取树皮，除去粗皮，晒干压平；润透，切片或切丝。生用或盐水炙、炒炭用。

【性味归经】苦，寒。归肾、膀胱、大肠经。

【功效】清热燥湿，泻火解毒，退热除蒸。

【主治】

1. 湿热带下，热淋涩痛。

2. 湿热泻痢，黄疸。

3. 湿热脚气，痿证。

4. 骨蒸劳热，盗汗，遗精。

5. 疮疡肿毒，湿疹瘙痒。

【常用药对】

1. 黄柏配伍黄连、白头翁等，善于清大肠湿热。

2. 黄柏配伍栀子，用于湿热黄疸。

3. 黄柏配伍知母、生地黄等，治疗阴虚火旺、潮热盗汗、腰酸遗精。

【用量用法】入煎剂，5~10g。外用适量。生用清实火，盐炙降虚火。

【使用注意】苦寒伤胃，脾胃虚寒者忌用。

【歌诀】黄柏苦寒，降火滋阴，骨蒸湿热，下血堪任。

龙 胆
《神农本草经》

【来源】本品为龙胆科植物条叶龙胆 *Gentiana manshurica* Kitag、龙胆 *G. scabra* Bge.、三叶龙胆 *G. triflora* Pall. 或坚龙胆 *G. rigescens* Franch. 的干燥根

及根茎。前三种习称"龙胆"，后一种习称"坚龙胆"。各地均有分布。以东北产量最大，故习称"关龙胆"。春、秋二季采挖，洗净，晒干，切段。生用。

【性味归经】苦，寒。归肝、胆经。

【功效】清热燥湿，泻肝胆火。

【主治】

1. 湿热黄疸，阴肿阴痒，带下，湿疹瘙痒。

2. 肝火头痛，目赤耳聋，胁痛口苦。

3. 惊风抽搐。

【常用药对】

1. 龙胆草配伍栀子、大黄等，治疗湿热黄疸。

2. 龙胆草配伍柴胡、栀子，泻肝胆实火。

3. 龙胆草配伍牛黄、黄连，治疗肝经热盛，热极生风出现的高热、神昏、抽搐。

【用量用法】入煎剂，3～6g。

【使用注意】苦寒伤胃，脾胃虚寒者不宜使用，阴虚津伤者慎用。

【歌诀】龙胆苦寒，疗眼赤疼，下焦湿肿，肝经热烦。

苦　参
《神农本草经》

【来源】本品为豆科植物苦参 Sophora flavescens Ait. 的干燥根。我国各地均产。春、秋二季采挖，除去根头及小须根，洗净，干燥；或趁鲜切片，干燥。生用。

【性味归经】苦，寒。归心、肝、胃、大肠、膀胱经。

【功效】清热燥湿，杀虫，利尿，解毒。

【主治】

1. 湿热泻痢，便血，黄疸。

2. 湿热带下，阴肿阴痒，湿疹湿疮，皮肤瘙痒，疥癣。

3. 湿热小便不利。

4. 热毒疮疡。

【常用药对】

1. 苦参配伍龙胆，用于湿热黄疸。

2. 苦参配伍花椒煎汤外洗，治疗疥癣。

3. 苦参配伍车前子、石韦，治疗湿热蕴结的小便不利。

【用量用法】　入煎剂，5~10g。外用适量。

【使用注意】　①脾胃虚寒者忌用；②反藜芦。

【歌诀】　苦参味苦，痈肿疮疥，下血肠风，眉脱赤癞。

白　鲜　皮
《神农本草经》

【来源】　本品为芸香科植物白鲜 *Dictamnus dasycarpus* Turcz. 的干燥根皮。主产于辽宁、河北、四川、江苏等地。春、秋二季采挖根部，除去泥沙及粗皮，剥取根皮，切片，干燥。生用。

【性味归经】　苦，寒。归脾、胃、膀胱经。

【功效】　清热燥湿，祛风解毒。

【主治】

1. 湿热疮毒，湿疹，疥癣。

2. 湿热黄疸，风湿热痹。

【常用药对】

1. 白鲜皮配伍苦参，用于皮肤瘙痒。

2. 白鲜皮配伍茵陈、栀子，用于湿热黄疸。

3. 白鲜皮配伍苍术、黄柏，用于湿热痹痛。

【用量用法】　入煎剂，5~10g。外用适量。

【使用注意】　苦寒伤胃，脾胃虚寒者慎用。

【歌诀】　白鲜皮苦，清热燥湿。湿疹疥癣，祛风解毒。

第三节　清热解毒药

本类药性寒凉，清热之中更长于解毒，具有清解火热毒邪的作用。

适应范围：主要适用于痈肿疮毒、丹毒、瘟毒发斑、痄腮、咽喉肿痛、热毒下痢、虫蛇咬伤、癌肿、水火烫伤以及其他急性热病等。

选药及配伍：热毒在血分，可配伍清热凉血药；火热炽盛，可配伍清热泻火药；夹有湿邪，可配伍利湿、燥湿、化湿药；疮痈肿毒、咽喉肿痛，可配伍活血消肿药或软坚散结药；热毒血痢、里急后重，可配伍活血行气药等。

本类药物易伤脾胃，中病即止，不可过服。

金 银 花
《名医别录》

【来源】本品为忍冬科植物忍冬 *Lonicera japonica* Thund.、红腺忍冬 *L. hypoglauca* Miq.、山银花 *L. confusa* DC. 或毛花柱忍冬 *L. dasystyla* Rehd. 的干燥花蕾或带初开的花。我国南北各地均有分布，主产于河南、山东等省。夏初花开放前采摘，阴干。生用，炒用或制成露剂使用。

【性味归经】甘，寒。归肺、心、胃经。

【功效】清热解毒，疏散风热，解暑热，凉血止痢。

【主治】

1. 痈肿疔疮。

2. 外感风热，温病初起。

3. 夏季外感暑热引起的一系列暑热症候。

4. 热毒血痢。

【常用药对】

1. 金银花配伍紫花地丁、蒲公英，用于治疗疔疮。

2. 金银花配伍连翘，用于外感风热、温病发热。

3. 金银花配伍白头翁、黄连，用于热毒血痢。

【用量用法】煎服，10～15g。疏散风热、清泄里热以生品为佳；炒炭宜用于热毒血痢；露剂多用于暑热烦渴。

【使用注意】脾胃虚寒及气虚疮疡脓清者忌用。

【歌诀】金银花甘，疗痈皆可，未成则散，已成则溃。

【附药】忍冬藤　为忍冬的茎叶，又名银花藤。性味功效与金银花相似，其解毒作用不及金银花，但有通利经络止痛的作用，常用于风湿热痹、关节红肿热痛、屈伸不利等症。煎服，15～30g。

连 翘
《神农本草经》

【来源】 本品为木犀科植物连翘 *Forsythia suspensa*（Thunb.）Vahl 的干燥果实。产于我国东北、华北、长江流域。秋季果实初熟尚带绿色时采收，除去杂质，蒸熟，晒干，习称"青翘"；果实熟透时采收，晒干，除去杂质，习称"老翘"或"黄翘"。青翘采得后即蒸熟晒干，筛去籽实，取连翘心用。生用。

【性味归经】 苦，微寒。归肺、心、小肠经。

【功效】 清热解毒，消肿散结，疏散风热，清心热。

【主治】

1. 痈肿疮毒，瘰疬痰核，乳痈。

2. 风热外感，温病初起。

3. 热淋涩痛。

4. 热邪内陷心包引起的高热、烦躁、神昏等。

【常用药对】

1. 连翘配伍金银花、蒲公英，用于痈肿疮毒。

2. 连翘配伍莲子心，用于热陷心包，高热神昏。

【用量用法】 煎服，6～15g。

【使用注意】 脾胃虚寒及气虚脓清者不宜用。

【歌诀】 连翘苦寒，能消痈毒，气聚血凝，温热堪逐。

大 青 叶
《名医别录》

【来源】 本品为十字花科植物菘蓝 *Isatis indigotica* Fort. 的干燥叶片。主产于江苏、安徽、河北、河南、浙江等地。冬季栽培，夏、秋二季分2～3次采收，略洗，切碎，鲜用或晒干生用。

【性味归经】 苦、寒。归心、胃经。

【功效】清热解毒，凉血消斑。

【主治】

1. 热入营血，温毒发斑。

2. 喉痹口疮，痄腮丹毒。

【常用药对】

1. 大青叶配伍金银花、连翘，用于外感风热。

2. 大青叶配伍蒲公英、紫花地丁，用于疮痈丹毒。

【用量用法】煎服，9～15g，鲜品30～60g。外用适量。

【使用注意】脾胃虚寒者忌用。

【歌诀】大青叶寒，清热解毒，喉痹口疮，温斑宜服。

板 蓝 根
《新修本草》

【来源】本品为十字花科植物菘蓝 *Isatis indigotica* Fort. 的干燥根。主产于内蒙古、陕西、甘肃、河北、山东、江苏、浙江、安徽、贵州等地。秋季采挖，除去泥沙，晒干。切片，生用。

【性味归经】苦，寒。归心、胃经。

【功效】清热解毒，凉血利咽。

【主治】

1. 外感发热，温病初起，咽喉肿痛。

2. 温毒发斑，痄腮，丹毒，痈肿疮毒。

【常用药对】

板蓝根配伍连翘、牛蒡子，用于大头瘟疫、丹毒痄腮。

【用量用法】煎服，9～15g。

【使用注意】体虚而无实火热毒者忌服，脾胃虚寒者慎用。

【歌诀】板蓝根苦，清热解毒，咽喉肿痛，温斑宜服。

青 黛
《药性论》

【来源】本品为爵床科植物马蓝 *Baphicacanthus cusia*（Nees）Bremek. 蓼

科植物蓼蓝 *Polygonum tinctorium* Ait 或十字花科植物菘蓝 *Isatis indigotica* Fort. 的叶或茎叶经加工制得的干燥粉末或团块。

【性味归经】 咸，寒。归肝、肺经。

【功效】 清热解毒，凉血消斑，清肝泻火，定惊。

【主治】

1. 温毒发斑，血热吐衄。

2. 咽痛口疮，火毒疮疡。

3. 咳嗽胸痛，痰中带血。

4. 暑热惊痫，惊风抽搐。

【常用药对】

1. 青黛配伍石膏、生地黄，用于温毒发斑。

2. 青黛配伍钩藤、牛黄，用于高热惊痫。

【用量用法】 内服 1.5 ~ 3g，本品难溶于水，一般作散剂冲服，或入丸剂服用。外用适量。

【使用注意】 胃寒者慎用。

【歌诀】 青黛咸寒，能平肝木，惊痫疳痢，兼除热毒。

马 勃
《名医别录》

【来源】 本品为灰包科真菌脱皮马勃 *Lasiosphaera fenzlii* Reich、大马勃 *Calvatia gigantea* (Batsch ex Pers.) Lloyd 或紫色马勃 *Calvatia lilacina* (Mont. et Berk.) Lloyd 的干燥子实体。脱皮马勃主产于辽宁、甘肃、湖北、江苏、湖南、广西、安徽；大马勃主产于内蒙古、河北、青海、吉林、湖北；紫色马勃主产于广东、广西、湖北、江苏、安徽。夏、秋二季子实体成熟时及时采收，除去泥沙，干燥。除去外层硬皮，切成方块，或研成粉，生用。

【性味归经】 辛，平。归肺经。

【功效】 清热解毒，利咽，止血。

【主治】

1. 咽喉肿痛，咳嗽失音。

2. 血热吐衄，外伤出血。

【常用药对】

马勃配伍桔梗、蝉蜕，用于肺热咳嗽失音。

【用量用法】 煎服，1.5～6g，布包煎；或入丸散。外用适量，研末撒，或调敷患处，或作吹药。

【使用注意】 风寒伏肺、咳嗽失音者禁服。

【歌诀】 马勃辛平，清热解毒，咳嗽失音，兼能止血。

射 干
《神农本草经》

【来源】 本品为鸢尾科植物射干 *Belamcanda chinensis*（L.）DC. 的干燥根茎。主产于湖北、河南、江苏、安徽等地。春初刚发芽或秋末茎叶枯萎时采挖，以秋季采收为佳。除去苗茎、须根及泥沙，洗净，晒干。切片，生用。

【性味归经】 苦，寒。归肺经。

【功效】 清热解毒，消痰利咽。

【主治】

1. 咽喉肿痛。

2. 痰热咳喘。

【常用药对】

射干配伍黄芩、桔梗，用于咽喉肿痛。

【用量用法】 煎服，3～10g。

【使用注意】 脾虚便溏者不宜用，孕妇慎用或忌用。

【歌诀】 射干味苦，逐瘀通经，喉痹口臭，痈毒堪凭。

山 豆 根
《开宝本草》

【来源】 本品为豆科植物越南槐 *Sophora tonkinensis* Gapnep. 的干燥根及根茎。本品又名广豆根。主产于广西、广东、江西、贵州等地。全年可采，以秋季采挖者为佳。除去杂质，洗净，干燥。切片生用。

【性味归经】苦，寒；有毒。归肺、胃经。

【功效】清热解毒，利咽消肿。

【主治】

1. 咽喉肿痛。

2. 牙龈肿痛。

【常用药对】

1. 山豆根配伍板蓝根，用于咽喉肿痛。

2. 山豆根配伍石膏、黄连，用于牙龈肿痛。

【用量用法】煎服，3~6g。外用适量。

【使用注意】有毒，用量不宜过大。脾胃虚寒者慎用。

【歌诀】山豆根苦，疗咽肿痛，敷蛇虫伤，可救急用。

白 头 翁

《神农本草经》

【来源】本品为毛茛科植物白头翁 *Pulsatilla chinensis*（Bge.）Regel 的干燥根。主产于吉林、黑龙江、辽宁、河北、山东、陕西、山西、江西、河南、安徽、江苏等地。春、秋二季采挖，除去叶及残留的花茎和须根，保留根头白绒毛，晒干。切薄片，生用。

【性味归经】苦，寒。归胃、大肠经。

【功效】清热解毒，凉血止痢。

【主治】

1. 热毒血痢，为治疗热毒血痢的首选药。

2. 疮痈肿毒。

【常用药对】

白头翁配伍黄连、黄柏，用于热毒血痢。

【用量用法】煎服，9~15g，鲜品15~30g。外用适量。

【使用注意】虚寒泻痢忌服。

【歌诀】白头翁寒，清热凉血，瘰疬疮疝，止痛止痢。

紫花地丁
《本草纲目》

【来源】 本品为堇菜科植物紫花地丁 *Viola yedoensis* Makino 的干燥全草。产于我国长江下游至南部各省。春、秋二季采收，除去杂质，洗净，切碎，鲜用或干燥生用。

【性味归经】 苦、辛，寒。归心、肝经。

【功效】 清热解毒，消痈散结。

【主治】

1. 疔疮肿毒，乳痈肠痈。为治疗血热壅滞引起的痈肿疔毒、红肿热痛的通用药。

2. 毒蛇咬伤。

【常用药对】

紫花地丁配伍金银花、野菊花，用于热毒疮痈疔毒。

【用量用法】 煎服，15～30g。外用鲜品适量，捣烂敷患处。

【使用注意】 体质虚寒者忌服。

【歌诀】 紫花地丁，蛇伤常用。清热解毒，凉血消肿。

蒲 公 英
《新修本草》

【来源】 本品为菊科植物蒲公英 *Taraxacum mongolicum* Hand. -Mazz.、碱地蒲公英 *T. sinicum* Kitag. 或同属数种植物的干燥全草。全国各地均有分布。夏至秋季花初开时采挖，除去杂质，洗净，切段，晒干。鲜用或生用。

【性味归经】 苦、甘，寒。归肝、胃经。

【功效】 清热解毒，消肿散结，利湿通淋。

【主治】

1. 痈肿疔毒，乳痈内痈。

2. 热淋涩痛，湿热黄疸。

3. 目赤肿痛。

【常用药对】

1. 蒲公英配伍紫花地丁，用于疮痈疔毒。

2. 蒲公英配伍白茅根、金钱草，用于热淋。

【用量用法】 煎服，9～15g。外用鲜品适量捣敷或煎汤熏洗患处。

【使用注意】 用量过大，可致缓泻。

【歌诀】 公英诸疮痈，乳痈专其长。湿热黄疸淋，目赤肿痛良。

鱼 腥 草
《名医别录》

【来源】 本品为三白草科植物蕺菜 *Houttuynia cordata* Thunb. 的干燥地上部分。分布于长江流域以南各省。夏季茎叶茂盛、花穗多时采割，除去杂质，迅速洗净，切段，晒干。生用。

【性味归经】 辛，微寒。归肺经。

【功效】 清热解毒，消痈排脓，利尿通淋。

【主治】

1. 肺痈吐脓，肺热咳嗽。（善治肺痈，为治疗肺痈的代表药。）

2. 热毒疮毒。

3. 湿热淋证。

【常用药对】

1. 鱼腥草配伍桔梗、芦根，用于肺痈咳吐脓血。

2. 鱼腥草配伍黄芩、贝母，用于肺热咳嗽痰黄。

【用量用法】 煎服，15～30g。鲜品用量加倍，水煎或捣汁服。外用适量，捣敷或煎汤熏洗患处。

【使用注意】 本品含挥发油，不宜久煎。虚寒证及阴性疮疡忌服。

【歌诀】 鱼腥草辛，肺痈妙品。排脓解毒，利尿通淋。

败 酱 草
《神农本草经》

【来源】 本品为败酱科植物黄花败酱 *Patrinia scabiosaefolia* Fisch. ex Link.、

白花败酱 *P. villose* Juss. 的干燥全草。全国大部分地区均有分布，主产于四川、河北、河南、东北三省等地。夏、秋季采收，全株拔起，除去泥沙，洗净，阴干或晒干。切段，生用。

【性味归经】辛、苦，微寒。归胃、大肠、肝经。

【功效】清热解毒，消痈排脓，祛瘀止痛。

【主治】

1. 肠痈肺痈，痈肿疮毒。

2. 产后瘀阻腹痛。

【常用药对】

败酱草配伍大血藤，用于肠痈。

【用量用法】煎服，6～15g。外用适量。

【使用注意】脾胃虚弱、食少泄泻者忌服。

【歌诀】败酱辛苦，清热解毒。消痈排脓，祛瘀止痛。

土 茯 苓
《本草纲目》

【来源】本品为百合科植物光叶菝葜 *Smilax glabra* Roxb. 的干燥块茎。长江流域及南部各省均有分布。夏、秋二季采收，除去残茎和须根，洗净，晒干；或趁鲜切成薄片，干燥，生用。

【性味归经】甘、淡，平。归肝、胃经。

【功效】解毒除湿，通利关节。

【主治】

1. 用于梅毒。

2. 用于淋浊带下，湿疹瘙痒。

【常用药对】

1. 土茯苓配伍木通、车前子，用于热淋。

2. 土茯苓配伍黄柏、苦参，用于湿热带下。

3. 土茯苓配伍地肤子、蛇床子，用于湿疹瘙痒。

【用量用法】煎服，15～60g。外用适量。

【使用注意】肝肾阴虚者慎服。服药时忌茶。

【歌诀】 土茯苓平，梅毒克星。除湿解毒，关节通行。

漏　芦
《神农本草经》

【来源】 本品为菊科植物祁州漏芦 *Rhaponticum uniflorum*（L.）DC. 的干燥根。在我国北方各省多有分布，主产于东北、华北、西北。春、秋二季采挖，除去泥沙、残茎及须根，洗净，晒干。切片生用。

【性味归经】 苦，寒。归胃经。

【功效】 清热解毒，消痈散结，通经下乳，舒筋通脉。

【主治】

1. 用于乳痈肿痛，瘰疬疮毒。

2. 用于乳房胀痛，乳汁不下。

3. 湿痹拘挛。

【常用药对】

漏芦配伍穿山甲、王不留行，用于产后乳汁不通。

【用量用法】 煎服，5~10g。外用，研末调敷或煎水洗。

【使用注意】 正虚体弱、疮面平塌者及孕妇慎用或忌用。

【歌诀】 漏芦性寒，祛恶疮毒，通经下乳，舒筋通脉。

第四节　清热凉血药

凡是具有清热凉血的作用，用于治疗营血分热为主要作用的药物，称为清热凉血药。

本类药性多苦寒或咸寒，入血分，多归肝经、心经，具有清解营分、血分热邪的作用。治疗营分、血分实热证。本类药以清热凉血为主，主要适用于营分、血分实热证。温热病热入营分，热灼营阴，心神被扰，出现舌绛、身热夜甚、心烦不寐、脉细数，甚至神昏谵语、斑疹隐隐；若热陷心包，则出现神昏谵语、舌謇肢厥、舌红绛；若热盛迫血妄行，则吐血衄血、尿血便血、斑疹紫暗、躁扰不宁，甚或昏狂、舌色深绛。亦可用于其他疾病引起的血热出血证。若为气血两燔者，可配伍清热泻火药，以气血两清。

生 地 黄
《神农本草经》

【来源】本品为玄参科植物地黄 *Rehmannia glutinosa* Libosch. 的新鲜或干燥块根。主产于河南、河北、内蒙古及东北。全国大部分地区有栽培。秋季采挖，去除芦头、须根及泥沙。鲜用，或干燥生用。

【性味归经】甘、苦，寒。归心、肝、肾经。

【功效】清热凉血，养阴生津。

【主治】

1. 热入营血，舌绛烦渴，斑疹吐衄。

2. 血热妄行之出血证。

3. 阴虚内热，骨蒸劳热。

4. 津伤口渴，内热消渴。

【常用药对】

1. 生地黄配伍犀角，用于热入营血证。

2. 生地黄配伍知母、天花粉，用于内热消渴。

【用量用法】入煎剂，10～30g。鲜品加倍，或以鲜品捣汁入药，鲜品清热凉血生津之力强。

【使用注意】脾虚湿滞、腹满便溏者不宜使用。

【歌诀】苦甘与共生地黄，清热养阴效用良。

玄 参
《神农本草经》

【来源】本品为玄参科植物玄参 *Scrophularia ningpoensis* Hemsl. 的干燥根。产于我国长江流域及陕西、福建等地，野生、家种均有。冬季茎叶枯萎时采挖。除去根茎、幼芽、须根及泥沙，晒或烘至半干，堆放3～6天，反复数次至干燥。生用。

【性味归经】甘、苦、咸，微寒。归肺、胃、肾经。

【功效】清热凉血，泻火解毒，滋阴，软坚散结。

【主治】

1. 温邪入营，内陷心包，温毒发斑。

2. 热病伤阴，津伤便秘，骨蒸劳嗽。

3. 目赤肿痛，白喉，痈肿疮毒。

4. 瘰疬。

【常用药对】

1. 玄参配伍生地黄，用于热入营血证。

2. 玄参配伍连翘、板蓝根，用于咽喉肿痛。

3. 玄参配伍贝母、牡蛎，用于瘰疬痰核。

【用量用法】入煎剂，10～15g。

【使用注意】①脾胃虚寒，食少便溏者不宜使用；②反藜芦。

【歌诀】玄参解热毒，养阴温热服，咽喉斑疹痛，痈疽瘰疬除。

牡　丹　皮
《神农本草经》

【来源】本品为毛茛科植物牡丹 *Paeonia suffruticosa* Andr. 干燥根皮。产于安徽、山东等地。秋季采挖根部，除去细根，剥取根皮，晒干。生用或酒炙用。

【性味归经】甘、苦，微寒。归心、肝、肾经。

【功效】清热凉血，活血祛瘀，退虚热。

【主治】

1. 温毒发斑，血热吐衄。

2. 温病伤阴，阴虚发热，夜热早凉，无汗骨蒸。

3. 血滞经闭、痛经，跌打伤痛。

4. 痈肿疮毒，通过活血可以消痈。配伍清热解毒药既可消外痈（痈肿疮疡），又可消内痈，善治肠痈，如大黄牡丹皮汤。

【常用药对】

1. 牡丹皮配伍生地黄、赤芍，用于温病发斑。

2. 牡丹皮配伍青蒿、鳖甲，用于虚热证。

【用量用法】入煎剂，5~15g。生用可清热凉血，酒炙用可活血祛瘀，炒炭用止血。

【使用注意】血虚有寒、月经过多、孕妇不宜使用。

【歌诀】牡丹苦寒，破血通经，血分有热，无汗骨蒸。

赤 芍
《神农本草经》

【来源】本品为毛茛科植物赤芍 *Paeonia lactiflora* Pall. 或川赤芍 *P. veitchii* Lynch 的干燥根。全国大部分地区均产。春、秋二季采挖，除去根茎、须根及泥沙，晒干，切片。生用，或炒用。

【性味归经】苦，微寒。归肝经。

【功效】清热凉血，散瘀止痛，清泄肝火。

【主治】

1. 温毒发斑，血热吐衄。

2. 目赤肿痛，痈肿疮疡。

3. 肝郁胁痛，经闭痛经，癥瘕腹痛，跌打损伤。

【常用药对】

1. 赤芍配伍牡丹皮，用于温毒发斑。

2. 赤芍配伍益母草、丹参，用于经闭痛经。

【用量用法】入煎剂，5~15g。

【使用注意】血寒经闭者不宜使用；反藜芦。

【歌诀】赤芍酸寒，能泻能补，破血通经，产后勿犯。

紫 草
《神农本草经》

【来源】本品为紫草科植物新疆紫草 *Arnebia euchroma*（Royle）Johnst.、紫草 *Lithospermum erythrorhizon* Sieb. et Zucc. 或内蒙紫草 *A. guttata* Bunge 的干燥根，主产于辽宁、湖南、河北、新疆等地。春、秋二季采挖，除去泥沙，干燥。生用。

【性味归经】甘、咸，寒。归心、肝经。

【功效】清热凉血，活血，解毒透疹。

【主治】

1. 温病血热毒盛，斑疹紫黑，麻疹不透。

2. 疮疡，湿疹，水火烫伤。

【常用药对】

紫草配伍赤芍、蝉蜕，用于斑疹紫黑、麻疹不透。

【用量用法】入煎剂，5～10g。外用适量，熬膏或用植物油浸泡涂搽。

【使用注意】性寒滑利，脾虚便溏者忌用。

【歌诀】紫草苦寒，能通九窍，利水消鼓，痘疹最要。

水 牛 角
《名医别录》

【来源】本品为牛科动物水牛 *Bubalus bubalis* Linnaeus 的角。主产于华南、华东地区。取角后，水煮，除去角塞，干燥，镑片或锉成粗粉。生用，或制为浓缩粉用。

【性味归经】苦，寒。归心、肝经。

【功效】清热凉血，解毒，定惊。

【主治】

1. 温病高热，神昏谵语，惊风，癫狂。

2. 血热妄行斑疹、吐衄。

3. 痈肿疮疡，咽喉肿痛。

【常用药对】

1. 水牛角配伍羚羊角、钩藤，用于高热惊厥抽搐。

2. 水牛角配伍生地黄、牡丹皮，用于血热吐衄。

【用量用法】镑片或粗粉煎服，15～30g，先煎3个小时。水牛角浓缩粉冲服，每次1.5～3g，每日2次。

【使用注意】脾胃虚寒者忌用。

【歌诀】水牛角苦寒，清热凉血。祛热解毒，兼能定惊。

第五节　清退虚热药

本类药物性多寒凉，入阴分，具有清虚热、退骨蒸的作用。用于治疗虚热证，主要适用于虚热、肝肾阴虚、虚热内扰所致的骨蒸潮热、午后发热、虚烦不眠、盗汗遗精、舌红少苔、脉细数及温病后期，余热未尽，伤阴劫液而致的夜热早凉、热退无汗、舌红绛、脉细数等症。也可用于实热证。

青　蒿
《神农本草经》

【来源】本品为菊科植物黄花蒿 *Artemisia annua* L. 的干燥地上部分。全国大部地区均有分布。夏、秋季花将开时采割，除去老茎。鲜用或阴干，切段生用。

【性味归经】苦、辛，寒。归肝、胆、肾经。

【功效】退虚热，凉血除蒸，解暑，截疟。

【主治】

1. 温邪伤阴，夜热早凉。

2. 阴虚发热，劳热骨蒸。

3. 暑热外感，发热口渴。

4. 疟疾寒热。

【常用药对】

1. 青蒿配伍鳖甲，用于温邪伤阴、夜热早凉。

2. 青蒿大剂量鲜品捣汁服，或与草果、黄芩配伍治疗疟疾。

【用量用法】入煎剂，6～12g，不宜久煎；或鲜用绞汁服。

【使用注意】脾胃虚弱、肠滑泄泻者忌用。

【歌诀】青蒿性寒，治疟效好，虚热盗汗，除骨蒸劳。

地 骨 皮
《神农本草经》

【来源】 本品为茄科植物枸杞 *Lycium chinensis* Mill. 或宁夏枸杞 *L. barbarum* L. 的干燥根皮。分布于我国南北各地。初春或秋后采挖根部，洗净，剥取根皮，晒干，切段入药。

【性味归经】 甘，寒。归肺、肝、肾经。

【功效】 凉血除蒸，清肺降火。

【主治】

1. 阴虚发热，盗汗骨蒸。（是治疗有汗骨蒸的代表药。）

2. 肺热咳嗽。

3. 血热出血证。

【常用药对】

1. 地骨皮配伍知母、银柴胡，用于阴虚发热，骨蒸盗汗。

2. 地骨皮配伍桑白皮、甘草、粳米，用于肺热咳嗽。

【用量用法】 入煎剂，5~15g。

【使用注意】 外感风寒及脾虚便溏者不宜使用。

【歌诀】 地骨皮寒，解肌退热，有汗骨蒸，强阴凉血。

白 薇
《神农本草经》

【来源】 本品为萝摩科植物白薇 *Cynanchum atratum* Bge. 或蔓生白薇 *C. versicolor* Bge. 的干燥根及根茎。我国南北各省均有分布。春、秋二季采挖，洗净，干燥。切段，生用。

【性味归经】 苦、咸，寒。归胃、肝、肾经。

【功效】 清热凉血，利尿通淋，解毒疗疮，退虚热。

【主治】

1. 阴虚发热，产后虚热。

2. 热淋，血淋。

3. 疮疡肿毒，毒蛇咬伤，咽喉肿痛。

4. 阴虚外感。

【常用药对】

1. 白薇配伍知母、青蒿，用于阴虚发热。

2. 白薇配伍生地黄、玄参，用于温病热入营血。

3. 白薇配伍车前子、木通，用于热淋、血淋。

【用量用法】入煎剂，3～10g。

【使用注意】脾胃虚寒、食少便溏者不宜使用。

【歌诀】白薇大寒，疗风治疟，人事不知，热邪堪却。

银 柴 胡
《本草纲目》

【来源】本品为石竹科植物银柴胡 *Stellaria dichotoma* L. var. *lanceolata* Bge 的干燥根。产于我国西北部及内蒙古等地。春、夏间植株萌发或秋后茎叶枯萎时采挖，除去残茎、须根及泥沙，晒干。切片，生用。

【性味归经】甘，微寒。归肝、胃经。

【功效】清虚热，除疳热。

【主治】

1. 阴虚发热。

2. 疳积发热。

【常用药对】

银柴胡配伍地骨皮，用于阴虚发热、骨蒸盗汗。

【用量用法】入煎剂，3～9g。

【使用注意】外感风寒、血虚无热者忌用。

【歌诀】银柴胡甘，一退虚热，二除疳热，儿疾可克。

胡 黄 连
《新修本草》

【来源】本品为玄参科植物胡黄连 *Picrorhiza serophulariiflora* Pennell 的干

燥根茎。主产于云南、西藏等地。秋季采挖，除去须、根及泥沙，晒干。切薄片或用时捣碎。

【性味归经】苦，寒。归肝、胃、大肠经。

【功效】退虚热，除疳热，清湿热。

【主治】

1. 骨蒸潮热。

2. 小儿疳热。

3. 湿热泻痢。

【常用药对】

胡黄连配伍银柴胡，用于阴虚发热。

【用量用法】入煎剂，3~10g。

【使用注意】脾胃虚寒者慎用。

【歌诀】胡黄连苦，治劳骨蒸，小儿疳痢，盗汗虚惊。

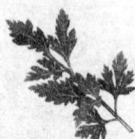

第八章 泻 下 药

凡能引起腹泻，或滑利大肠，促进排便的药物，称为泻下药。

本类药物为沉降之品，主归大肠经。主要具有泻下通便的作用，以排除胃肠积滞和燥屎等。正如《素问·灵兰秘典论》所云："大肠者，传导之官，变化出焉。"或有清热泻火，使实热壅滞之邪通过泻下而清解，起到"上病治下""釜底抽薪"的作用；或有逐水退肿，使水湿停饮随大小便排除，达到祛除停饮、消退水肿的目的。部分药还兼有解毒、活血祛瘀等作用。

泻下药主要适用于大便秘结、胃肠积滞、实热内结及水肿停饮等里实证。部分药还可用于疮痈肿毒及瘀血证。

使用泻下药应根据里实证的兼证及病人的体质，进行适当配伍。里实兼表邪者，当先解表后攻里，必要时可与解表药同用，表里双解，以免表邪内陷；里实而正虚者，应与补益药同用，攻补兼施，使攻邪而不伤正。本类药亦常配伍行气药，以加强泻下导滞的作用。若属热积者还应配伍清热药，属寒积者应与温里药同用。

使用泻下药中的攻下药、峻下逐水药时，因其作用峻猛，或具有毒性，易伤正气及脾胃，故年老体虚、脾胃虚弱者当慎用；妇女胎前产后及月经期应当忌用。应用作用较强的泻下药时，当奏效即止，切勿过剂，以免损伤胃气。应用作用峻猛而有毒性的泻下药时，一定要严格炮制法度，控制用量，避免中毒现象的发生，确保用药安全。

根据泻下药作用强弱的不同，可分为攻下药、润下药及峻下逐水药。

第一节 攻 下 药

本类药物泻下通便作用较强，并具有苦寒之性，常用以治疗热结便秘证，称为攻下药，又叫苦寒攻下药。

攻下药均有较强的泻下通便作用，善祛邪导滞，而且较为安全，常用于治疗各种便秘证，尤其适合于热结便秘、大便燥结及实热积滞之证。以其泻下通便而导行积滞之效，还可通过配伍，用于治疗寒积便秘、腹痛；湿热积滞于大肠之痢疾便下脓血、里急后重；饮食积滞之脘腹胀满、厌食、泻下不爽。治疗肠道寄生虫病时，可协助驱虫药促进虫体的排出，以增强驱虫效果，并促进驱虫药排出体外。胃肠积滞而见下痢后重、泻而不爽者，仍宜使用泻下药祛除邪气，消除病因，其治法称为"通因通用"。攻下药又有较强的清热泻火或清热解毒功效，既能清除热邪，又可通过泻下，"釜底抽薪"，导热下行，以收清导实热之效。还宜用于温热病，里热炽盛而致的高热、烦躁，甚至神昏谵语、发狂等症；脏腑热盛、火气上炎所致的头昏头痛，目赤肿痛，咽喉、牙龈肿痛，及吐血、咯血、衄血等上部血热妄行之证。以上里热证，不论有无便秘，均常选用攻下药。

根据"六腑以通为用"及"不通则痛，通则不痛"的中医理论，利用攻下药的通便导滞及清热作用，配伍相应的行气、活血及清热药，治疗以腹胀、腹痛或便秘不通为主要表现的多种急腹症，如急性胆囊炎、胰腺炎、胆道蛔虫、肠梗阻等，收到了良好的效果。

本类药物性味苦寒，既能通泄，又可清泄。

孕妇及体虚而无积滞者忌用。

大 黄
《神农本草经》

【来源】本品为蓼科多年生草本植物掌叶大黄 *Rheum palmatum* L.、唐古特大黄 *R. tanguticum* Maxim. ex Balf. 或药用大黄 *R. officinale* Baill. 的根及根茎。前两种主产于青海、甘肃等地，药材称北大黄；后一种主产于四川，药材称南大黄或川大黄。春季或秋末采挖。刮去外皮，切块干燥，生用，或酒炒、酒蒸、炒炭用。别名"将军""川军""锦纹"，处方名"酒大黄""生大黄""制大黄"。

【性味归经】苦，寒。归大肠、脾、胃、心、肝经。

【功效】攻下积滞，泻火解毒，凉血止血，活血祛瘀，清泄湿热。

【主治】

1. 便秘及其他胃肠积滞证。

2. 温热病高热神昏或脏腑火热上炎证。

3. 血热妄行的出血证。

4. 热毒疮疡及烧烫伤。

5. 瘀血证。

6. 湿热黄疸及湿热淋证。

【常用药对】

1. 大黄配伍芒硝，用于胃肠积滞、大便秘结。

2. 大黄配伍茵陈、栀子，治疗湿热黄疸。

【用量用法】煎服，3～10g。外用适量。若煎煮时间过久，其泻下成分破坏，作用减弱，故欲攻下者应后下，或用沸水泡服。生大黄长于泻下，作攻下药时宜生用；酒炙大黄泻下作用较弱，长于活血祛瘀，宜于瘀血证；酒蒸大黄及酒炙大黄的沉降清泄之性减弱，宜用于上部实热证；大黄炭偏于止血，宜用于失血证。

【使用注意】虚证患者及孕妇忌用，月经期及哺乳期妇女慎用。

【歌诀】大黄苦寒，实热积聚，蠲痰润燥，疏通便闭。

芒 硝
《名医别录》

【来源】本品为含硫酸钠的天然矿物经精制而成的结晶体。主含含水硫酸钠（$Na_2SO_4 \cdot 10H_2O$）。主产于河北、河南、山东、江苏、安徽等地。将天然矿物用热水溶解，滤过，放冷析出结晶，通称"皮硝"。再取萝卜洗净切片，置锅内加水与皮硝共煮，取上层液，放冷析出结晶，即芒硝。以青白色、透明块状结晶、清洁无杂质者为佳。芒硝经风化失去结晶水而成白色粉末者，为玄明粉（元明粉）。

【性味归经】咸、苦，寒。归大肠、胃经。

【功效】软坚泻下，外用清热消疮肿。

【主治】

1. 热积便秘证，大便燥结。

2. 咽痛、目赤及疮疡肿痛。

【常用药对】

芒硝配伍大黄，用于热积便秘证大便燥结者。

【用量用法】内服，6～12g，宜溶入药汁，或以200～300ml开水溶化后服用，不宜煎煮。外用适量。

【使用注意】虚证患者及孕妇忌用。不宜与三棱配伍（"十九畏"）。

【歌诀】芒硝味咸，润燥软坚。泻下攻积，消肿通便。

番 泻 叶
《饮片新参》

【来源】本品为豆科灌木植物狭叶番泻 Cassia angustifolia Vahl 或尖叶番泻 C. acutifolia Delile 的叶。狭叶番泻主产于印度、埃及、苏丹等地；尖叶番泻主产于埃及，我国广东、广西、云南亦有栽培。9月采收。晒干，生用。

【性味归经】甘、苦，寒。归大肠经。

【功效】泻下通便。

【主治】
便秘及胃肠积滞。

【用量用法】煎服，3～6g。煎煮时间以15分钟左右为宜，过久则有效成分遭破坏，泻下作用减弱。一般以沸水浸泡25分钟后服用，每次2～3g。

【使用注意】虚寒证患者及孕妇忌用，月经期、哺乳期妇女慎用。本品用量不可过大，否则会导致腹痛、呕吐、头晕等反应。

【歌诀】番泻叶寒，泻下通便。孕妇忌用，泡服后煎。

第二节 润 下 药

本类药物多为植物种子和种仁，富含油脂，味甘质润，多入脾、大肠经，能润滑大肠，促使排便而不致峻泻。适用于年老津枯、产后血虚、热病伤津及失血等所致的肠燥津枯便秘。使用时还应根据不同病情，配伍其他药物。若热盛津伤而便秘者，配伍清热养阴药；兼气滞者，配伍行气药；因血虚引起便秘者，可配伍补血药。

火 麻 仁
《神农本草经》

【来源】 本品为桑科植物大麻 *Cannabis sativa* L. 的干燥成熟果实。全国各地均有栽培。主产于山东、河北、黑龙江、吉林、辽宁、江苏等地。秋季果实成熟时采收，除去杂质，晒干。生用，用时打碎。

【性味归经】 甘，平。归大肠、脾经。

【功效】 润肠通便。

【主治】

肠燥便秘证。

【常用药对】

1. 火麻仁配伍生地黄、玄参、麦冬等清热生津润燥药，用于津亏便秘者。

2. 火麻仁配伍当归、肉苁蓉、生首乌等补精血药，用于血虚而便秘较甚者。

3. 火麻仁配伍大黄、厚朴，用于润肠泄热。

【用量用法】 煎服，15～30g，临煎时打碎。入丸剂，其润肠之力较佳，每次3～6g。

【歌诀】 火麻味甘，下乳催生，润肠通便，小水能行。

郁 李 仁
《神农本草经》

【来源】 本品为蔷薇科灌木植物欧李 *Prunus humilis* Bge. 或郁李 *P. japonica* Thunb. 的种子。主产于河北、辽宁等地。秋季果实成熟时采收。除去果肉及壳，取仁，晒干，用时去皮打碎入药。

【性味归经】 甘、苦，平。归大肠、膀胱经。

【功效】 润肠通便，利水退肿。

【主治】

1. 肠燥便秘证。

2. 水肿。

【常用药对】

郁李仁配伍柏子仁、杏仁，用于肠燥便秘。

【用量用法】 煎服，6~12g。入丸剂，每次1.5~3g。

【使用注意】 孕妇慎用。

【歌诀】 郁李仁酸，破血润燥，退肿利便，关格通导。

第三节 峻下逐水药

所谓峻下逐水，就是通过引起强烈的水泻而排泄体内水湿的功效。其中主要用于水肿者，称为逐水退肿；兼治水肿痰饮者，称为逐水泻饮、攻逐水饮或逐水退肿泻饮。峻下药少量轻用，仅引起缓和地泻下，可通便或导滞去积。

本类药物得畅泻即应停服，改以调养之品，以免损伤正气。合理的炮制可降低峻下逐水药的毒烈之性。

甘 遂
《神农本草经》

【来源】 本品为大戟科多年生草本植物甘遂 *Euphorbia kansui* T. N. Liou ex T. P. Wang 的块根。主产于山西、陕西等地。春初或秋末采挖。除去外皮，晒干，醋制用或生用。

【性味归经】 苦、辛，寒；有毒。归大肠、肺、肾经。

【功效】 逐水退肿泻饮，外用消疮肿。

【主治】

1. 水肿、痰饮及鼓胀。本品峻下逐水作用较强，服用后可引起多次如水下注样腹泻，使体内留滞的水湿迅速排出，从而缓解水肿胀满及痰饮的多种症状。可单用研末服。

2. 疮痈肿痛。生甘遂研末外用，能消疮肿。亦可配伍清热解毒、消痈散结药物使用。

【常用药对】

甘遂配伍大戟、芫花等同类药物，共奏逐水退肿泻饮之效。

【用量用法】入丸散，每次 0.5~1g。本品有效成分难溶于水，故不入汤剂。醋制后内服，可降低毒性。外用适量。

【使用注意】孕妇及虚证患者忌用。不宜与甘草配伍（"十八反"）。

【歌诀】甘遂苦寒，破癥消痰，面浮肿胀，利水能安。

大　戟
《神农本草经》

【来源】本品为大戟科多年生草本植物大戟 *Euphorbia pekinensis* Rupr. 的根。主产于江苏、四川、江西等地。春初或秋末采挖。晒干，醋制用或生用。

【性味归经】苦、辛，寒；有毒。归大肠、肺、肾经。

【功效】逐水退肿泻饮，外用消疮肿。

【主治】

1. 水肿、痰饮及鼓胀。

2. 疮痈肿痛。

【常用药对】

京大戟配伍甘遂、芫花，用于水肿、鼓胀。

【用量用法】本品多入丸散，每次 1.5~3g。内服醋制，以降低毒性。生品外用适量。

【使用注意】虚证患者及孕妇忌用。不宜与甘草配伍（"十八反"）。

【歌诀】大戟苦寒，消水利便，腹胀癥坚，其功甚妙。

芫　花
《神农本草经》

【来源】本品为瑞香科灌木植物芫花 *Daphne genkwa* Sieb. et Zucc. 的花蕾。主产于安徽、江苏、浙江等地。春季花未开放时采摘花蕾。晒干或烘干，醋制用或生用。

【性味归经】辛、苦，微温；有毒。归大肠、肺、肾经。

【功效】逐水退肿泻饮，祛痰止咳，外用杀虫疗疮。

【主治】

1. 胸胁停饮及水肿、鼓胀。本品亦为作用较为猛烈的峻下药，可以逐水泻饮退肿。但逐水之力稍弱于甘遂与大戟，且多同用。该药又兼能祛痰止咳，以泻胸胁水饮见长，故多用于饮停胁下、咳喘痰多、胸胁引痛之症。

2. 顽癣、疮肿。本品外用能杀虫、攻毒，适用于头癣、头疮及其他顽癣、疮痈疔肿。

【常用药对】

芫花配伍甘遂、京大戟，用于胸胁停饮。

【用量用法】煎服，1.5~3g。本品多入丸散，每次0.5~1g。内服醋制，可降低毒性。生品外用适量。

【使用注意】孕妇及虚证患者忌用。不宜与甘草配伍（"十八反"）。

【歌诀】芫花寒苦，能消胀鼓，利水泻湿，止咳痰吐。

巴 豆

《神农本草经》

【来源】本品为大戟科乔木植物巴豆 *Croton tiglium* L. 的成熟种子。主产于四川、广西、云南等地。秋季果实成熟而蒴果尚未裂开时采收。晒干，用时破开果壳，生用、炒用或制霜用。

【性味归经】辛，热；有大毒。归大肠经。

【功效】攻下冷积，逐水退肿，祛痰利咽喉，外用蚀疮。

【主治】

1. 寒积便秘腹痛或食积阻结肠胃之证。

2. 鼓胀腹水。

3. 喉痹痰涎壅盛，呼吸不利。

【常用药对】

巴豆配伍杏仁，用于鼓胀腹水。

【用量用法】其主要泻下成分为巴豆油，故不入汤剂。入丸散每次服0.1~0.3g。制霜使用，可降低毒性；炒用亦较生品稍缓和。外用适量。

【使用注意】虚证、体弱患者及妊娠、哺乳、月经期妇女忌用。不宜与牵牛子配伍（"十九畏"）。

【歌诀】巴豆辛热，除胃寒积，破癥消痰，蚀疮外用。

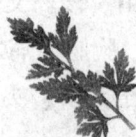

第九章 祛风湿药

凡以祛除风寒湿邪，治疗风湿痹证为主的药物，称为祛风湿药。味多辛、苦，性或温或凉，能祛除留着于肌肉、经络、筋骨的风湿之邪，有的还兼有散寒、舒筋、通络、止痛、活血或补肝肾、强筋骨等作用。主要用于风湿痹证之肢体疼痛，关节不利、肿大，筋脉拘挛等症。部分药物还适用于腰膝酸软、下肢痿弱等。祛风湿药根据其药性和功效的不同，分为祛风湿散寒药、祛风湿清热药、祛风湿强筋骨药。

选择药物及配伍：使用祛风湿药时，应根据痹证的类型、邪犯的部位、病程的新久等，选择药物并适当配伍。

行痹，应选择善祛风的祛风湿药，佐以活血养营之品。

着痹，应选用温燥的祛风湿药，佐以健脾渗湿之品。

痛痹，当选用温性较强的祛风湿药，佐以通阳温经之品。

感邪而从热化或郁久化热的热痹，当选用寒凉的祛风湿药，酌情配伍凉血清热解毒药。

感邪初期，病邪在表，当配伍散风胜湿的解表药。

病邪入里，须与活血通络药同用；若挟有痰浊、瘀血者，须与祛痰、散瘀药同用。

久病体虚，肝肾不足，抗病能力减弱，应选用强筋骨的祛风湿药，配伍补肝肾、益气血的药物，扶正以祛邪。

使用注意：辛温性燥的祛风湿药，易伤阴耗血，阴血亏虚者应慎用。

第一节 祛风湿散寒药

本类药物多味辛苦，性温，入肝、脾、肾经。辛能行散祛风，苦能燥湿，温通祛寒，有较好的祛风、除湿、散寒、止痛、通经络等作用，尤以止痛为佳。主要适用于风寒湿痹，肢体关节疼痛，筋脉拘挛，痛有定处，遇寒加重等症。经配伍亦可用于风湿热痹。

独 活
《神农本草经》

【来源】本品为伞形科植物重齿毛当归 *Angelica pubescens* Maxim. f. *biserrata* Shan et Yuan 的干燥根。主产于四川、湖北、安徽等地。春初或秋末采挖，除去须根及泥沙，炕至半干，堆置 2～3 天，发软后再炕至全干。切片，生用。

【性能】辛、苦，微温。归肾、膀胱经。

【性味归经】辛、苦，微温。归肾、膀胱经。

【功效】祛风湿，止痛，解表。

【主治】

1. 风寒湿痹（善治下半身风寒湿痹证）。

2. 风寒挟湿表证。

3. 少阴头痛。

【常用药对】

1. 独活配伍附子、乌头，用于行痹。

2. 独活配伍桑寄生、杜仲，用于肾气虚弱，腰膝冷痛。

【用量用法】煎服，3～9g。外用，适量。

【使用注意】气血亏虚者慎用。

【歌诀】独活辛苦，颈项难舒，两足湿痹，诸风能除。

威 灵 仙
《新修本草》

【来源】本品为毛茛科植物威灵仙 *Clematis chinensis* Osbeck、棉团铁线莲 *C. hexapetala* Pall. 或东北铁线莲 *C. manshurica* Rupr. 的干燥根及根茎。前一种主产于江苏、安徽、浙江等地，应用较广。后两种部分地区应用。秋季采挖，除去泥沙，晒干。切段，生用。

【性味归经】辛、咸，温。归膀胱经。

【功效】祛风湿，通络止痛，消骨鲠，消痰水。

【主治】

1. 风湿痹证。

2. 骨鲠咽喉（轻症）。

3. 痰饮积聚。

【常用药对】

威灵仙配伍姜汁、半夏，为治疗痰饮积聚之要药。

【用量用法】煎服，5～10g。治疗骨鲠用量宜大，30～50g，外用，适量。

【使用注意】本品辛散走窜，气血虚弱者慎服。

【歌诀】威灵苦温，腰膝冷痛，消痰骨鲠，风湿皆用。

木　瓜
《名医别录》

【来源】本品为蔷薇科植物贴梗海棠 *Chaenomeles speciosa*（Sweet）Nakai 的干燥近成熟果实。习称"皱皮木瓜"。主产于安徽、四川、湖北、浙江等地。安徽宣城产者称"宣木瓜"，质量较好。夏、秋二季果实绿黄时采收，置沸水中烫至外皮灰白色，对半纵剖，晒干。切片，生用。

【性味归经】酸，温。归肝、脾经。

【功效】舒筋活络，和胃化湿。

【主治】

1. 风湿痹证。

2. 脚气水肿。

3. 吐泻转筋。

【常用药对】

木瓜配伍威灵仙、蕲蛇，用于风湿痹痛，日久不愈。

【用量用法】煎服，5～10g。

【使用注意】胃酸过多者不宜用。

【歌诀】木瓜味酸，温肿脚气，霍乱转筋，足湿皆用。

川　乌
《神农本草经》

【来源】 本品为毛茛科植物乌头 *Aconitum carmichaeli* Debx. 的干燥母根。主产于四川、云南、陕西、湖南等地。6 月下旬至 8 月上旬采挖，除去子根、须根及泥沙，晒干。生用或制后用。

【性味归经】 辛、苦，热；有大毒。归心、肝、肾、脾经。

【功效】 祛风湿，温经止痛。

【主治】

1. 风寒湿痹。

2. 心腹冷痛，寒疝疼痛。

3. 跌打损伤，麻醉止痛。

【常用药对】

川乌配伍麻黄、白芍，用于风寒湿痹。

【用量用法】 煎服，1.5～3g。宜先煎、久煎。外用，适量。

【使用注意】 孕妇忌用；不宜与贝母类、半夏、白及、白蔹、天花粉、瓜蒌类同用；内服一般应炮制用，生品内服宜慎；酒浸、酒煎服易致中毒，应慎用。

【歌诀】 川乌大热，搜风入骨，湿痹寒疼，破积之物。

【附药】 草乌　为毛茛科植物北乌头的干燥根。辛、苦，热；有大毒。归心、肝、肾、脾经。功效祛风湿，温经止痛。用于风寒湿痹，心腹冷痛，寒疝疼痛，跌打损伤，麻醉止痛。功效与川乌相似而药力更强，毒性更大。

蕲　蛇
《神农本草经》

【来源】 本品为蝰科动物五步蛇 *Agkistrodon acutus*（Güenther）的干燥体。主产于湖北、江西、浙江等地。多于夏、秋二季捕捉，剖开蛇腹，除去内脏，洗净，干燥。去头、鳞，切段生用、酒炙，或黄酒润透，去鳞、骨用。

【性味归经】 甘、咸，温；有毒。归肝经。

【功效】祛风通络，止痒，定惊止痉。

【主治】

1. 风湿顽痹，中风半身不遂。

2. 小儿急慢惊风、破伤风。为治疗惊风抽搐之要药。

3. 麻风，疥癣。

【常用药对】

1. 蕲蛇配伍天麻、独活，用于风湿顽痹。

2. 蕲蛇配伍蝉蜕、牛黄，用于小儿热急惊风。

【用量用法】煎汤，5～10g；研末吞服，1次1～1.5g，1日2～3次。或酒浸、熬膏，入丸、散服。

【使用注意】阴虚内热者忌服。

【歌诀】蕲蛇甘咸，入归肝经。祛风通络，定惊止痉。

【附药】乌梢蛇 为游蛇科动物乌梢蛇的干燥体。性能甘，平。归肝经。功效祛风，通络，止痉。用于风湿顽痹，中风半身不遂；小儿惊风，破伤风；麻风，疥癣。

第二节 祛风湿热药

本类药物性味多为辛苦寒，入肝、脾、肾经。辛行散，苦降泄，寒清热。具有良好的祛风除湿，通络止痛，清热消肿之功，主要用于风湿热痹、关节红肿热痛等症。经配伍亦可用于治疗风寒湿痹。

秦 艽

《神农本草经》

【来源】本品为龙胆科植物秦艽 *Gentiana macrophylla* Pall.、麻花秦艽 *G. straminea* Maxim.、粗茎秦艽 *G. crassicaulis* Duthie ex Burk. 或小秦艽 *G. dahurica* Fiseh. 的干燥根。前三种按性状不同分别习称"秦艽"和"麻花艽"，后一种习称"小秦艽"。主产于陕西、甘肃、内蒙古、四川等地。春、秋二季采挖，除去泥沙；秦艽及麻花艽晒软，堆置"发汗"至表面呈红黄色或灰黄色时，摊开晒干，或不经"发汗"直接晒干；小秦艽趁鲜时挫去黑皮，晒干。切片，生用。

【性味归经】辛、苦，平。归胃、肝、胆经。

【功效】祛风湿，通络止痛，退虚热，清湿热。

【主治】

1. 风湿痹证。

2. 中风不遂。

3. 骨蒸潮热，疳积发热。

4. 湿热黄疸。

【常用药对】

1. 秦艽配伍忍冬藤、虎杖，用于风湿热痹之关节红肿热痛。

2. 秦艽配伍知母、鳖甲，用于阴虚发热。

【用量用法】煎服，3~10g。

【歌诀】秦艽微寒，除湿荣筋，肢节风痛，下血骨蒸。

防 己

《神农本草经》

【来源】本品为防己科植物粉防己 *Stephania tetrandra* S. Moore 及马兜铃科植物广防己 *Aristolochia fangchi* Y. C. Wu ex L. D. Chou et S. M. Hwang 的干燥根。前者习称"汉防己"，主产于安徽、浙江、江西、福建等地；后者习称"木防己"，主产于广东、广西、云南等地。秋季采挖，洗净，除去粗皮，切段，粗根纵切两半，晒干。切厚片，生用。

【性味归经】苦、辛，寒。归膀胱、肺经。

【功效】祛风湿，止痛，利水消肿。

【主治】

1. 风湿痹证。

2. 水肿，小便不利，脚气。

3. 湿疹疮毒。

【常用药对】

1. 防己配伍薏苡仁、滑石，用于热痹之骨节烦痛，屈伸不利。

2. 防己配伍附子，用于风寒湿痹。

3. 防己配伍黄芪、白术，用于水肿。

【用量用法】煎服，5～10g。

【使用注意】本品大苦大寒，易伤胃气，胃纳不佳及阴虚体弱者慎服。

【歌诀】防己性寒，风湿脚痛，热积膀胱，消痈散肿。

桑　枝
《本草图经》

【来源】本品为桑科植物桑 *Morus alba* L. 的干燥嫩枝。全国各地均产。春末夏初采收，去叶，晒干，或趁鲜切片，晒干。生用或炒用。

【性味归经】微苦，平。归肝经。

【功效】祛风通络，行水消肿。

【主治】

1. 风湿痹痛，四肢拘挛。

2. 水肿，脚气浮肿。

【常用药对】

桑枝配伍茯苓皮、大腹皮，用于水肿。

【用量用法】煎服，10～15g。

【歌诀】桑枝微苦，入归肝经。祛风通络，行水消肿。

络　石　藤
《神农本草经》

【来源】本品为夹竹桃科植物络石 *Trachelospermum jasminoides*（Lindl.）Lem. 的干燥带叶藤茎。主产于江苏、湖北、山东等地。冬季至次春采割，除去杂质，晒干。切段，生用。

【性味归经】苦，微寒。归心、肝、肾经。

【功效】祛风通络，凉血消肿。

【主治】

1. 风湿痹痛，筋脉拘挛。

2. 喉痹，疮肿。

【常用药对】

络石藤配伍木瓜、桑枝，用于风湿痹痛。

【用量用法】煎服，5～15g。

【歌诀】络石藤苦，祛风通络。风湿痹痛，兼能消肿。

第三节　祛风湿强筋骨药

本类药物主入肝、肾经，除祛风湿外，兼有一定的补肝肾、强筋骨的作用，主要用于风湿日久，肝肾虚损，腰膝酸软，脚弱无力等。风湿日久，易损肝肾；肝肾虚损，风寒湿邪又易犯腰膝部位；故选用本类药物有扶正祛邪、标本兼顾的意义。亦可用于肾虚腰痛、骨痿、软弱无力者。

五 加 皮
《神农本草经》

【来源】本品为五加科植物细柱五加 *Acanthopanax gracilistylus* W. W. Smith 的干燥根皮。习称"南五加皮"。主产于湖北、河南、安徽等地。夏、秋采挖，剥取根皮，晒干。切厚片，生用。

【性味归经】辛、苦，温。归肝、肾经。

【功效】祛风湿，补肝肾，强筋骨，利水。

【主治】

1. 风湿痹证。

2. 筋骨痿软，小儿行迟，体虚乏力。

3. 水肿，脚气。

【常用药对】

1. 五加皮配伍牛膝、地龙，用于风湿痹痛。

2. 五加皮配伍茯苓皮、陈皮，用于水肿。

【用量用法】煎服，5～10g；或酒浸、入丸、散服。

【使用注意】阴虚火旺、舌干苦者忌服。

【歌诀】五加皮温，祛风除痹。健步坚筋，益精止沥。

桑 寄 生
《神农本草经》

【来源】本品为桑寄生科植物桑寄生 *Taxillus chinensis*（DC.）Danser 的干燥带叶茎枝。主产于广东、广西、云南等地。冬季至次春采割，除去粗茎，切段，干燥，或蒸后干燥。切厚片，生用。

【性味归经】苦、甘，平。归肝、肾经。

【功效】祛风湿，补肝肾，强筋骨，安胎。

【主治】

1. 风湿痹证。

2. 崩漏经多，妊娠漏血，胎动不安。

【常用药对】

1. 桑寄生配伍杜仲、牛膝，用于风湿痹痛。

2. 桑寄生配伍续断、阿胶，用于肝肾不足、冲任不固之胎漏下血。

【用量用法】煎服，10～15g。

【歌诀】寄生甘苦，腰痛顽麻，续筋坚骨，风湿尤佳。

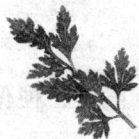

第十章 化 湿 药

凡气味芳香，性偏温燥，以化湿运脾为主要作用的药物，称为化湿药。其中化湿作用强的又叫燥湿药。

脾喜燥而恶湿，"土爱暖而喜芳香"。本类药物辛香温燥，主入脾、胃经，能促进脾胃运化，消除湿浊，前人谓之"醒脾""醒脾化湿"等。同时，其辛能行气，香能通气，能行中焦之气机，以解除因湿浊引起的脾胃气滞之症状。此外，部分药还兼有解暑、辟秽、开窍、截疟等作用。

化湿药主要适用于湿浊内阻，脾为湿困，运化失常所致的脘腹痞满、呕吐泛酸、大便溏薄、食少体倦、口甘多涎、舌苔白腻等症。此外，有芳香解暑之功，湿温、暑湿等证亦可选用。

使用化湿药，应根据湿困的不同情况及兼症而进行适当的配伍应用。如湿阻气滞、脘腹胀满痞闷者，常与行气药物配伍；如湿阻而偏于寒湿、脘腹冷痛者，可配伍温中祛寒药；如脾虚湿阻、脘痞纳呆、神疲乏力者，常配伍补气健脾药同用；如治疗湿温、湿热、暑湿，常与清热燥湿、解暑、利湿之品同用。

化湿药物气味芳香，多含挥发油，一般以作为散剂服用疗效较好，如入汤剂宜后下，且不应久煎，以免其挥发性有效成分散逸而降低疗效。本类药物多属辛温香燥之品，易于耗气伤阴，故阴虚血燥及气虚者宜慎用。

藿 香
《名医别录》

【来源】本品为唇形科植物广藿香 *Pogostemon cablin* （Blanco）Benth 的地上部分。主产于广东、海南等地。夏、秋季枝叶茂盛时采割。切段生用。

【性味归经】辛，微温。归脾、胃、肺经。

【功效】化湿，止呕，解暑。

【主治】

1. 湿阻中焦证（性质温和，为芳化湿浊之要药）。

2. 呕吐，尤宜于湿阻呕吐。

3. 暑湿证及湿温证初起。

【常用药对】

藿香配伍苍术、厚朴，用于湿阻中焦证。

【用量用法】 煎服，5～10g。鲜品加倍。叶偏于发表，梗偏于和中；鲜藿香解暑之力较强，可泡汤代茶饮。

【使用注意】 阴虚血燥者不宜使用。

【歌诀】 藿香辛温，能止呕吐，发散风寒，霍乱为主。

佩　　兰
《神农本草经》

【来源】 本品为菊科植物佩兰 *Eupatorium fortunei* Turcz. 的干燥地上部分。主产于江苏、浙江、河北等地。夏、秋二季分两次采割。切段生用，或鲜用。

【性味归经】 辛，平。归脾、胃、肺经。

【功效】 化湿，解暑。

【主治】

1. 湿阻中焦证。

2. 暑湿或湿温初起。

【常用药对】

佩兰配伍藿香、厚朴，用于湿阻中焦证。

【用量用法】 煎服，5～10g。鲜品加倍。

【歌诀】 佩兰辛平，化湿和中，解暑辟秽，芳香有功。

苍　　术
《神农本草经》

【来源】 本品为菊科植物茅苍术 *Atractylodes lancea*（Thunb.）DC. 或北苍术 *Atractylodes chinensis*（DC.）Koidz. 的干燥根茎。前者主产于江苏、湖北、河南等地，以产于江苏茅山一带者质量最好，故名茅苍术。后者主产于内蒙古、山西、辽宁等地。春、秋二季采挖，晒干。切片，生用、麸炒或米泔水炒用。

【性味归经】辛，苦，温。归脾、胃、肝经。

【功效】燥湿健脾，祛风除湿，散寒发表，明目。

【主治】

1. 湿阻中焦证。

2. 风湿痹证。

3. 风寒挟湿表证。

4. 夜盲症，肝血虚引起两目昏涩，可单用。

【常用药对】

苍术配伍厚朴、陈皮，用于湿阻中焦证。

【用量用法】煎服，5~10g。

【使用注意】阴虚内热、气虚多汗者忌用。

【歌诀】苍术苦温，健脾燥湿，发汗宽中，更祛瘴疫。

厚 朴
《神农本草经》

【来源】本品为木兰科植物厚朴 Magnolia officinalis Rehd. et Wils. 或凹叶厚朴 M. O. R. et Wils. Var. biloba Rehd. et Wils. 的干燥干皮、根皮及枝皮。主产于四川、湖北等地。4~6月剥取，根皮及枝皮直接阴干，干皮置沸水中微煮后堆置阴湿处，"发汗"至内表面变紫褐色或棕褐色时，蒸软取出，卷成筒状，干燥。切丝，姜制用。

【性味归经】苦、辛，温。归脾、胃、肺、大肠经。

【功效】燥湿，行气，消胀，平喘。

【主治】

1. 湿阻中焦，脘腹胀满。

2. 食积气滞，腹胀便秘。

3. 痰饮喘咳。

【常用药对】

1. 厚朴配伍苍术、陈皮，用于湿阻中焦证。

2. 厚朴配伍半夏、茯苓，用于梅核气。

【用量用法】煎服，3～10g。或入丸散。

【使用注意】本品辛苦温燥湿，易耗气伤津，故气虚津亏者及孕妇当慎用。

【歌诀】厚朴苦温，消胀泄满，痰气泻痢，其功不缓。

砂 仁
《药性论》

【来源】本品为姜科植物阳春砂 *A. villosum* Lour.、绿壳砂 *A. villosum* Lour. Var. *xanthioides* T. L. Wu et Senjen 或海南砂 *A. longiligulare* T. L. Wu 的干燥成熟果实。阳春砂主产于广东、广西、云南、福建等地；绿壳砂主产于广东、云南等地；海南砂主产于海南及雷州半岛等地。于夏、秋间果实成熟时采收，晒干或低温干燥。用时打碎生用。

【性味归经】辛，温。归脾、胃、肾经。

【功效】化湿行气，温中止泻，安胎。

【主治】

1. 湿阻中焦及脾胃气滞证。

2. 脾胃虚寒吐泻。

3. 气滞妊娠恶阻及胎动不安。

【常用药对】

1. 砂仁配伍厚朴、枳实，用于寒湿气滞者。

2. 砂仁配伍人参、白术，用于气滞胎动不安。

3. 砂仁配伍党参、茯苓，用于脾虚气滞者。

【用法用量】煎服，3～6 g，入汤剂宜后下。

【使用注意】阴虚血燥者慎用。

【歌诀】砂仁性温，养胃进食，止泻安胎，通经破滞。

白 豆 蔻
《开宝本草》

【来源】本品为姜科植物白豆蔻 Amomum kravanh Pierre ex Gagnep，或爪

哇白豆蔻 Amomum compactum Soland ex Maton 的干燥成熟果实。按产地不同分为"原豆蔻"和"印度尼西亚白蔻"。

【性味归经】辛，温。归肺、脾、胃经。

【功效】化湿行气，温中止呕。

【主治】

1. 湿阻中焦及脾胃气滞证。

2. 呕吐。

【常用药对】

白豆蔻配伍砂仁，用于治疗湿阻中焦。

【用法用量】煎服，3~6g，入汤剂宜后下。

【使用注意】阴虚血燥者慎用。

【歌诀】白蔻辛温，能祛瘴翳，益气调元，止呕和胃。

草 豆 蔻
《名医别录》

【来源】本品为姜科植物草豆蔻 *Alpinia katsumadai* Hayata 的干燥近成熟种子。主产于广西、广东等地。夏、秋二季采收，晒至九成干，或用水略烫，晒至半干，除去果皮，取出种子团，晒干。

【性味归经】辛，温。归脾、胃经。

【功效】燥湿行气，温中止呕。

【主治】

1. 寒湿中阻证。

2. 寒湿内盛，胃气上逆的呕吐。

【常用药对】

草豆蔻配伍半夏、陈皮，用于治疗寒湿中阻，脾胃气滞。

【用法用量】煎服，3~6g。入散剂较佳。入汤剂宜后下。

【使用注意】阴虚血燥者慎用。

【歌诀】豆蔻辛香，行气化湿，温中止呕，气滞胀适。

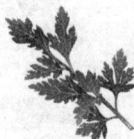

第十一章　利水渗湿药

凡能通利水道，渗泄水湿，治疗水湿内停病证为主的药物，称利水渗湿药。

本类药物味多甘淡，主归膀胱、小肠经，作用趋向偏于下行，具有利水消肿、利尿通淋、利湿退黄等功效。

利水渗湿药主要用于小便不利、水肿、泄泻、痰饮、淋证、黄疸、湿疮、带下、湿温等水湿所致的各种病证。

应用利水渗湿药，须视不同病证，选用有关药物，作适当配伍。如水肿骤起有表证者，配宣肺解表药；水肿日久，脾肾阳虚者，配温补脾肾药；湿热合邪者，配清热药；寒湿相并者，配温里祛寒药，热伤血络而尿血者，配凉血止血药；至于泄泻、痰饮、湿温、黄疸等，则常与健脾、芳香化湿或清热燥湿等药物配伍。

此外，气行则水行，气滞则水停，故利水渗湿药还常与行气药配伍使用，以提高疗效。

利水渗湿药，易耗伤津液，对阴亏津少、肾虚遗精遗尿者，宜慎用或忌用。有些药物有较强的通利作用，孕妇应慎用。

根据药物作用特点及临床应用不同，利水渗湿药分为利水消肿药、利尿通淋药和利湿退黄药三类。

第一节　利水消肿药

本类药物性味多甘淡平，微寒，淡能渗泄水湿，服药后能使小便畅利，水肿消退，故具有利水消肿的作用。用于水湿内停之水肿、小便不利，以及泄泻、痰饮等症。

茯　苓

《神农本草经》

【来源】本品为多孔菌科真菌茯苓 *Poria cocos*（Schw.）Wolf 的干燥菌核。寄生于松科植物赤松或马尾松等树根上。野生或栽培，主产于云南、安徽、湖北、河南、四川等地。产云南者称"云苓"，质较优。多于 7~9 月采挖。挖出后除去泥沙，堆置"发汗"后，摊开晾至表面干燥，再"发汗"、反复数次至现皱纹、内部水分大部散失后，阴干，称为"茯苓个"。取之浸润后稍蒸，及时切取，晒干；或将鲜茯苓按不同部位切制，阴干，生用。

【性味归经】甘、淡、平。归心、脾、肾经。

【功效】利水渗湿，健脾和中，宁心安神。

【主治】

1. 水肿。本品味甘而淡，甘则能补，淡则能渗，药性平和。既可祛邪，又可扶正，利水而不伤正气，实为利水消肿之要药。可治疗各类型之水肿。

2. 痰饮。

3. 脾虚引起的面色萎黄、倦怠乏力、泄泻。

4. 心脾两虚，气血不足，心悸，失眠。

【常用药对】

1. 茯苓配伍猪苓，用于水湿停滞证。

2. 茯苓配伍党参、白术，用于脾胃虚弱证。

3. 茯苓配伍黄芪、白术，用于心脾两虚证。

【用量用法】煎服。9~15g。

【使用注意】虚寒精滑者忌服。

【歌诀】茯苓甘淡，利水功擅，兼能健脾，眩悸能安。

【附药】

茯苓皮　为茯苓菌核的黑色外皮。功效偏利水消肿。多用于皮肤水肿、小便不利，常配伍桑白皮、大腹皮等，如五皮饮。煎服，10~15g。

茯神　为茯苓菌核中间天然带有松根者。功效宁心安神，用于心悸、失眠、健忘等症。煎服，10~15g。

薏 苡 仁
《神农本草经》

【来源】 本品为禾本科植物薏苡 *Coix lacryma-jobi* L. var. *ma-yuen*（Roman.）Stapf 的干燥成熟种仁。我国大部分地区均产，主产于福建、河北、辽宁等地。秋季果实成熟时采割植株，晒干，打下果实，再晒干，除去外壳、黄褐色种皮及杂质，收集种仁。生用或炒用。

【性味归经】 甘、淡，微寒。归脾、胃、肺经。

【功效】 利水消肿，渗湿，健脾止泻，祛湿除痹，清热排脓。

【主治】

1. 水肿，脚气，小便不利；湿热淋证。

2. 脾虚泄泻，食后即泄。

3. 湿痹拘挛。

4. 肺痈，肠痈。

【常用药对】

1. 薏苡仁配伍茯苓，用于脾虚湿滞之证。

2. 薏苡仁配伍党参、白术，用于脾虚湿盛，食少泄泻。

【用量用法】 煎服，9~30g。清利湿热宜生用，健脾止泻宜炒用。本品力缓，用量宜大。可煮粥食用，为食疗佳品。

【使用注意】 津液不足者慎用。

【歌诀】 苡仁甘淡，利水健脾，能疗内痈，祛湿治痹。

猪 苓
《神农本草经》

【来源】 本品为多孔菌科真菌猪苓 *Polyporus umbellatus*（Pers.）Fries 的干燥菌核。寄生于桦树、枫树、柞树的根上。主产于陕西、山西、河北、河南、云南等地。春、秋二季采挖，去泥沙，晒干。切片入药，生用。

【性味归经】 甘、淡，平。归肾、膀胱经。

【功效】 利水消肿，渗湿。

【主治】

水肿，小便不利，泄泻。

【常用药对】

猪苓配伍茯苓，用于水肿，小便不利。

【用法用量】煎服，6～12 g。

【使用注意】无水湿者忌用。

【歌诀】猪苓味淡，利水通淋，消肿止渴，阴汗自遁。

泽　泻
《神农本草经》

【来源】本品为泽泻科植物泽泻 *Alisma orientalis*（Sam.）Juzep. 的干燥块茎。主产于福建、四川、江西等地。冬季茎叶开始枯萎时采挖，洗净，干燥，除去须根及粗皮，以水润透切片，晒干。麸炒或盐水炒用。

【性味归经】甘，寒。归肾、膀胱经。

【功效】利水消肿，渗湿，泄热。

【主治】

1. 水肿，小便不利，泄泻。

2. 淋证，遗精。

【常用药对】

泽泻配伍猪苓、茯苓，用于水肿、小便不利。

【用法用量】煎服，5～10g。

【使用注意】无水湿者忌用。

【歌诀】泽泻甘淡，利水消肿。渗湿泄热，下焦称奇。

赤　小　豆
《神农本草经》

【来源】本品为豆科一年生草本赤小豆 *Phaseolus calcaratus* Roxb 或赤豆 *Phaseolus anguiaris* Wight 的干燥成熟种子。前者主产于广东、广西、江西等地，后者全国大部分地区均产。秋季果实成熟而未开裂时拔取全株，晒干，打下种子，除去杂质，再晒干。生用。

【性味归经】甘、酸，平。归心、小肠经。

【功效】利水消肿，解毒排脓，利湿退黄。

【主治】

1. 水肿，小便不利。

2. 痈疮肿毒。

3. 黄疸。

【常用药对】

赤小豆配伍桑白皮、白茅根，用于水肿、小便不利。

【用量用法】煎服，15～30g。

【歌诀】赤小豆甘，利水消肿。解毒排脓，利湿退黄。

第二节　利尿通淋药

本类药物性味多苦寒，或甘淡而寒。苦能降泄，寒能清热，走下焦，尤能清利下焦湿热，以利尿通淋为主要作用，主要用于治疗小便短赤及热淋、血淋、石淋及膏淋等证。

车 前 子
《神农本草经》

【来源】本品为车前科植物车前 *Plantago asiatica* L. 或平车前 *P. depressa* Willd. 的干燥成熟种子。前者分布全国各地，后者分布北方各省。夏、秋二季种子成熟时采收果穗。晒干，搓出种子，除去杂质。生用或盐水炙用。

【性味归经】甘，微寒。归肝、肾、肺、小肠经。

【功效】利尿通淋，渗湿止泻，清肝明目，清肺化痰。

【主治】

1. 淋证，水肿。本品甘寒而利，善通利水道，清膀胱热结。

2. 水湿太盛引起的腹泻，泻下如水，出现尿少。本品能利水湿，分清浊而止泻，即利小便以实大便。

3. 肝火上炎之目赤肿痛，肝肾不足之目暗昏花、翳障。

4. 痰热咳嗽。

【常用药对】

1. 车前子配伍滑石、木桶，用于热淋。

2. 车前子配伍茯苓、白术，用于泄泻。

【用量用法】煎服，9～15g。宜包煎。

【使用注意】肾虚遗滑者慎用。

【歌诀】车前通淋，湿热可清，泄泻目疾，止咳亦灵。

【附药】车前草　为车前的全草。能清热解毒，止血。用于痈疮肿毒、热痢、血热出血等。内服或用鲜品捣烂外敷。煎服，10～30g。鲜品加倍。

滑　石
《神农本草经》

【来源】本品为硅酸盐类矿物滑石族滑石，主含含水硅酸镁 [$Mg3 \cdot (Si_4O_{10}) \cdot (OH)_2$]，主产于山东、江西、山西、辽宁等地。全年可采。采挖后，除去泥沙及杂石，洗净，砸成碎块，研粉用，或水飞晾干用。

【性味归经】甘、淡，寒。归膀胱、肺、胃经。

【功效】利尿通淋，清热解暑，收湿敛疮（外用）。

【主治】

1. 热淋，石淋，尿热涩痛，为治疗湿热淋证的要药。

2. 暑湿，湿温。本品甘淡而寒，既能利水湿，又能解暑热，是治暑湿之常用药。

3. 湿疮，湿疹，痱子。

【常用药对】

1. 滑石配伍车前子、木桶，用于热淋；配伍海金沙、金钱草，用于石淋。

2. 滑石单用，或配伍煅石膏、黄柏，用于湿疹、湿疮。

【用法用量】煎服，10～20g。宜包煎。外用适量。

【使用注意】脾虚、热病伤津患者及孕妇忌用。

【歌诀】滑石沉寒，滑能沉寒，解渴除烦，湿热皆可。

木 通
《神农本草经》

【来源】本品为马兜铃科植物东北马兜铃 *Aristolochia manshuriensis* Kom. 的干燥藤茎。主产于吉林、辽宁、黑龙江等省。秋、冬二季采截，除去粗皮，晒干，洗净润透，切片，晒干，生用。

【性味归经】苦，寒；有毒。归心、小肠、膀胱经。

【功效】利尿通淋，清心火，通经下乳。

【主治】

1. 热淋涩痛，水肿。

2. 口舌生疮，心烦尿赤。上清心火，下泄小肠之热。

3. 经闭乳少。

【常用药对】

1. 木通配伍车前子、滑石，用于热淋。

2. 木通配伍猪苓、槟榔，用于水肿脚气。

3. 木通配伍穿山甲、王不留行，用于产后乳汁不通或乳少。

【用法用量】煎服，3～6g。

【使用注意】关木通有毒，用量不宜过大，不宜久服；肾功能不全者及孕妇忌服；内无湿热者、儿童、年老体弱者慎用。

【歌诀】木通性寒，小肠热闭，利窍通经，最能导滞。

萹 蓄
《神农本草经》

【来源】本品为蓼科植物萹蓄 *Polygonum aviculare* L. 的干燥地上部分。全国大部分地区均产，主产于河南、四川、浙江、山东、吉林、河北等地。野生或栽培。夏季叶茂盛时采收，割取地上部分，除去杂质，切断，晒干，生用。

【性味归经】苦，微寒。归膀胱经。

【功效】利尿通淋，杀虫止痒。

【主治】

1. 热淋，血淋。

2. 湿疹、阴痒，虫积腹痛。

【常用药对】

萹蓄配伍车前子、瞿麦，用于热淋。

【用量用法】煎服，10～15g。鲜品加倍。外用适量。

【歌诀】萹蓄味苦，入归膀胱。利尿通淋，杀虫止痒。

瞿 麦
《神农本草经》

【来源】本品为石竹科植物瞿麦 *Dianthus superbus* L. 和石竹 *D. chinensis* L. 的干燥地上部分。全国大部分地区有分布，主产于河北、河南、辽宁、江苏等地。夏、秋二季花果期采割，除去杂质，晒干，切段生用。

【性味归经】苦，寒。归心、小肠经。

【功效】利尿通淋，破血通经。

【主治】

1. 淋证。本品苦寒泄降，能清心与小肠之火，导热下行，有利尿通淋之功效，为治淋证的常用药，尤以热淋最为适宜。

2. 闭经，月经不调。

【常用药对】

1. 瞿麦配伍萹蓄、木通，用于热淋。

2. 瞿麦配伍桃仁、红花，用于月经不调。

【用法用量】煎服，9～15g。

【使用注意】孕妇忌服。

【歌诀】瞿麦苦寒，专治淋病，且能堕胎，通经立应。

地 肤 子
《神农本草经》

【来源】本品为藜科植物地肤 *Kochia scoparia* （L.）Schrad. 的成熟果实。

全国大部分地区有产。秋季果实成熟时采收植株，晒干，打下果实，除去杂质，生用。

【性味归经】辛、苦，寒。归肾、膀胱经。

【功效】利尿通淋，清热利湿，止痒。

【主治】

1. 热淋。

2. 阴痒带下，风疹，湿疹。

【常用药对】

1. 地肤子配伍木通、瞿麦，用于热淋。

2. 地肤子配伍苦参、蛇床子，用于下焦湿热，外阴湿痒。

【用法用量】煎服，9～15g。外用适量。

【歌诀】地肤子寒，去膀胱热，皮肤瘙痒，除热甚捷。

海 金 沙

《嘉祐本草》

【来源】本品为海金沙科植物海金沙 Lygodium japonicum（Thunb.）Sw. 的干燥成熟孢子。主产于广东、浙江等地。秋季孢子未脱落时采割藤叶，晒干，搓揉或打下孢子，除去藤叶，生用。

【性味归经】甘、咸，寒。归膀胱、小肠经。

【功效】利尿通淋，止痛。

【主治】

淋证。本品其性下降，善清小肠、膀胱湿热，尤善止尿道疼痛，为治诸淋涩痛之要药。五淋通治。

【常用药对】

海金沙配伍金钱草、牛膝，用于石淋。

【用法用量】煎服，6～15g；宜包煎。

【使用注意】肾阴亏虚者慎服。

【歌诀】海金沙寒，利尿通淋。功能止痛，排石尤灵。

萆　薢
《神农本草经》

【来源】本品为薯蓣科植物绵萆薢 *Dioscorea septemloba* Thunb.、福州薯蓣 *D. futschauensis Uline ex R. Kunth* 或粉背薯蓣 *D. hypoglauca* Palibin 的干燥根茎。前两种称"绵萆薢"，主产于浙江、福建；后一种称"粉萆薢"，主产浙江、安徽、江西、湖南。秋、冬二季采挖。除去须根，洗净，切片，晒干。生用。

【性味归经】苦，平。归肾、胃经。

【功效】利湿去浊，祛风除痹。

【主治】

1. 膏淋，白浊。本品善利湿而分清去浊，为治膏淋要药。

2. 风湿痹痛。

【常用药对】

萆薢配伍益智、石菖蒲，用于膏淋。

【用法用量】煎服，9～15g。

【使用注意】肾阴亏虚、遗精滑泄者慎用。

【歌诀】萆薢甘苦，风寒湿痹，腰背冷痛，添精益气。

通　草
《神农本草经》

【来源】本品为五加科植物通脱木 *Tetrapanax papyriferus*（Hook.）K. Koch 的干燥茎髓。主产于贵州、云南、四川、广西等地。多为栽培。秋季割取茎。裁成段，趁鲜时取出茎髓，理直，晒干，切片，生用。

【性味归经】甘、淡，微寒。归肺、胃经。

【功效】利尿通淋，通气下乳。

【主治】

1. 湿热淋证。

2. 产后乳汁不畅或乳少。

【常用药对】

1. 通草配伍滑石、白茅根，用于湿热淋证。

2. 通草配伍猪蹄、穿山甲，用于产后乳汁不通，乳少。

【用量用法】煎服，5～10g。

【使用注意】孕妇慎用。

【歌诀】通草味甘，善治膀胱，消痈散肿，能医乳少。

第三节　利湿退黄药

本类药物性味多苦寒，主入脾、胃、肝、胆经。苦寒则能清泄湿热，故以利湿退黄为主要作用。主要用于湿热黄疸，症见目黄、身黄、小便黄等。部分药物还可用于湿疮痈肿等症。临证可根据阳黄、阴黄之湿热寒湿偏重不同，选择适当配伍治疗。

茵　陈
《神农本草经》

【来源】本品为菊科植物滨蒿 *Artemisia scoparia* Waldst. et Kit. 或茵陈蒿 *A. capillaris* Thunb. 的干燥地上部分。我国大部分地区有分布，主产于陕西、山西、安徽等地。春季幼苗高 6～10 cm 时采收或秋季花蕾长成时采割。春季采收的习称"绵茵陈"，秋季采割的称"茵陈蒿"。除去杂质及老茎，晒干。生用。

【性味归经】苦、辛，微寒。归脾、胃、肝、胆经。

【功效】清热利湿，利胆退黄，解毒疗疮。

【主治】

1. 黄疸。本品苦泄下降，性寒清热，善清利脾胃肝胆湿热，使之从小便而出，为治黄疸之要药。

2. 湿疮瘙痒。

【常用药对】

1. 茵陈配伍栀子、大黄，用于阳黄。

2. 茵陈配伍附子、干姜，用于阴黄。

【用法用量】煎服，6～15g。外用适量。煎汤熏洗。

【使用注意】血虚萎黄者慎用。

【歌诀】茵陈味苦，退疸除黄，泻湿利水，清热为凉。

金 钱 草
《本草纲目拾遗》

【来源】本品为报春花科植物过路黄 *Lysimachia christinae* Hance 的干燥全草。江南各省均有分布。夏、秋二季采收。除去杂质，晒干，切段生用。

【性味归经】甘、咸，微寒。归肝、胆、肾、膀胱经。

【功效】利湿退黄，利尿通淋，解毒消肿。

【主治】

1. 湿热黄疸。

2. 石淋，热淋。金钱草利尿通淋，善消结石，治疗石淋。

3. 痈肿疔疮、毒蛇咬伤。

【常用药对】

1. 金钱草配伍茵陈、栀子，用于湿热黄疸。

2. 金钱草配伍海金沙、鸡内金，用于石淋。

【用法用量】煎服，15～60g；鲜品加倍。外用适量。

【歌诀】金钱草淡，利湿退黄，利尿通淋，解毒疗疮。

虎 杖
《名医别录》

【来源】本品为蓼科植物虎杖 *Polygonum cuspidatum* Sieb. et Zucc. 的干燥根茎和根。我国大部分地区均产，主产于江苏、江西、山东、四川等地。春、秋二季采挖，除去须根，洗净，趁新鲜切短段或厚片，晒干。生用或鲜用。

【性味归经】微苦，微寒。归肝、胆、肺经。

【功效】利湿退黄，清热解毒，散瘀止痛，化痰止咳。

【主治】

1. 湿热黄疸，淋浊带下。

2. 水火烫伤，痈肿疮毒，毒蛇咬伤。

3. 血瘀经闭，癥瘕，跌打损伤。

4. 肺热咳嗽。

【常用药对】

1. 虎杖配伍茵陈、栀子，用于湿热黄疸。

2. 虎杖配伍萆薢、薏苡仁，用于淋浊带下。

【用法用量】 煎服，9～15g。外用适量。制成煎液或油膏涂敷。

【使用注意】 孕妇忌服。

【歌诀】 虎杖通便，解毒化痰，散瘀止痛，利湿退黄。

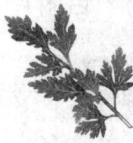

第十二章 温 里 药

凡以温里祛寒，治疗里寒证为主的药物，称温里药，又名祛寒药。

本类药物均味辛而性温热，辛能散、能行，温能通，善走脏腑而能温里祛寒，温经止痛，故可用治里寒证，尤以里寒实证为主。即《内经》所谓"寒者热之"，《神农本草经》"疗寒以热药"之意。个别药物尚能助阳、回阳，用以治疗虚寒证、亡阳证。

本类药物因其主要归经的不同而有多种效用。主入脾、胃经者，能温中散寒止痛，可治疗外寒入侵，直中脾胃或脾胃虚寒证，症见脘腹冷痛、呕吐泄泻、舌淡苔白等；主入肺经者，能温肺化饮，用治肺寒痰饮证，症见痰鸣咳喘、痰白清稀、舌淡苔白滑等；主入肝经者，能暖肝散寒止痛，用治寒侵肝经的少腹痛、寒疝腹痛或厥阴头痛等；主入肾经者，能温肾助阳，用治肾阳不足证，症见阳痿宫冷、腰膝冷痛、夜尿频多、滑精遗尿等；主入心、肾两经者，能温阳通脉，用治心肾阳虚证，症见心悸怔忡、畏寒肢冷、小便不利、肢体浮肿等；或回阳救逆，用治亡阳厥逆证，症见畏寒蜷卧、汗出神疲、四肢厥逆、脉微欲绝等。

使用温里药应根据不同证候作适当配伍。若外寒已入里，表寒仍未解者，当与辛温解表药同用；寒凝经脉、气滞血瘀者，配以行气活血药；寒湿内阻，宜配芳香化湿或温燥祛湿药；脾肾阳虚者，宜配温补脾肾药；亡阳气脱者，宜与大补元气药同用。

本类药物多辛热燥烈，易耗阴动火，故天气炎热时或素体火旺者当减少用量；热伏于里，热深厥深，真热假寒证禁用；凡实热证、阴虚火旺、津血亏虚者忌用；孕妇慎用。

附 子
《神农本草经》

【来源】本品为毛茛科植物乌头 *Aconitum carmichaeli* Debx. 的子根的加工

品。为毛茛科植物乌头 Aconitum carmichaeli Debx 的子根的加工品。主产于四川、湖北、湖南等地。6 月下旬到 8 月上旬采挖，除去母根、须根及泥沙，习称"泥附子"。加工炮制为盐附子、黑附片（黑顺片）、白附片、淡附片、炮附片。

【性味归经】辛、甘，大热；有毒。归心、肾、脾经。

【功效】回阳救逆，补火助阳，散寒止痛。

【主治】

1. 亡阳证。上助心阳、中温脾阳、下补肾阳，为回阳救逆之要药。

2. 阳虚证。

3. 寒痹证。

【常用药对】

1. 附子配伍干姜，用于亡阳证。

2. 附子配伍肉桂，用于阳虚证。

3. 附子配伍桂枝、甘草，用于寒痹证。

【用量用法】煎服，3～15g；本品有毒，宜先煎 0.5～1 小时，至口尝无麻辣感为度。

【使用注意】孕妇及阴虚阳亢者忌用。反半夏、瓜蒌、贝母、白蔹、白及。生品可外用，内服须炮制。若内服过量，或炮制、煎煮方法不当，可引起中毒。

【歌诀】附子辛热，性走不守，四肢厥冷，回阳有功。

干　姜

《神农本草经》

【来源】本品为姜科植物姜 Zingiber officinale Rosc. 的干燥根茎。为姜科植物姜 Zingiber officinale Ross 的干燥根茎。主产于四川、广东、广西、湖南、湖北等地，均系栽培。冬季采收，纯净后切片晒干或低温烘干。生用。

【性味归经】辛，热。归脾、胃、肾、心、肺经。

【功效】温中散寒，回阳通脉，温肺化饮。

【主治】

1. 腹痛，呕吐，泄泻。本品辛热燥烈，主入脾胃而长于温中散寒、健运脾阳，为温暖中焦之主药。

2. 亡阳证。

3. 寒饮喘咳，为治疗寒饮伏肺喘咳之良药。

【常用药对】

1. 干姜配伍附子，用于亡阳证。

2. 干姜配伍高良姜，用于脾胃寒证。

3. 附子配伍麻黄、细辛，用于寒饮伏肺喘咳。

【用量用法】煎服，3～10g。

【使用注意】本品辛热燥烈，阴虚内热、血热妄行者忌用。干姜长于温中回阳，姜炭长于温经止血。

【歌诀】干姜味辛，温中散寒，回阳通脉，温肺化饮。

肉 桂
《神农本草经》

【来源】本品为樟科植物肉桂 *Cinnamomum cassia* presl 的干燥树皮。为樟科常绿乔木植物肉桂 *Cinnamomum cassia* Presl 的干燥树皮。主产于广东、广西、海南、云南等地。多于秋季剥取，刮去栓皮，阴干。因剥取部位及品质的不同可加工成多种规格，常见的有企边桂、板桂、油板桂、桂通等。生用。

【性味归经】辛、甘，热。归肾、脾、心、肝经。

【功效】补火助阳，引火归元，散寒止痛，温经通脉。

【主治】

1. 肾阳虚引起阳痿，宫冷。辛甘热，能补火助阳，为治命门火衰之要药。

2. 寒凝血滞之腹痛、寒疝。

3. 寒凝血滞引起的腰痛、胸痹、阴疽、闭经、痛经。

4. 虚阳上浮。本品性热入肝肾，能使下元虚衰，上浮之虚阳引回故里，故曰引火归元。

【常用药对】

1. 肉桂配伍附子，用于肾阳虚证。

2. 肉桂配伍独活、桑寄生，用于寒痹腰痛。

3. 肉桂配伍当归、川芎，用于寒凝血滞的痛经、经闭。

【用量用法】 煎服，1~6g，宜后下；研末冲服，每次1~2g。

【使用注意】 阴虚火旺，里有实热，血热妄行出血及孕妇忌用。畏赤石脂。

【歌诀】 肉桂辛热，善通血脉，腹痛虚寒，温补可得。

吴 茱 萸
《神农本草经》

【来源】 本品为芸香科植物吴茱萸 *Evodia rutaecarpa*（Juss.）Benth. 、石虎 *Evodia rutaecarpa*（Juss.）Benth. var. *officinalis*（Dode）Huang 或疏毛吴茱萸 *Evodia rutaecarpa*（juss.）Benth. var. *bodinieri*（Dode）Huang 的干燥将近成熟果实。主产于贵州、广西、湖南、云南、陕西、浙江、四川等地。8~11月果实尚未开裂时，剪下果枝，晒干或低温干燥，除去枝、叶、果梗等杂质。用甘草汤制过应用。

【性味归经】 辛、苦，热；有小毒。归肝、脾、胃、肾经。

【功效】 散寒止痛，疏肝下气，降逆止呕，燥湿止泻。

【主治】

1. 寒凝疼痛。本品辛散苦泄，性热祛寒，主入肝经，既散肝经之寒邪，又疏肝气之郁滞，为治肝寒气滞诸痛之主药。

2. 胃寒呕吐。

3. 肝火泛胃、肝胃不和所致之呕吐吞酸。

4. 虚寒泄泻、脾肾阳虚所致的泄泻。

【常用药对】

1. 吴茱萸配伍黄连，用于肝胃不和所致的呕吐吞酸。

2. 吴茱萸配伍补骨脂、肉豆蔻、五味子，用于虚寒泄泻。

【用量用法】 煎服，1.5~6g。外用适量。

【使用注意】 本品辛热燥烈，易耗气动火，故不宜多用、久服。阴虚有热者忌用。

【歌诀】 吴萸辛热，能调疝气，心腹寒疼，酸水能治。

小 茴 香
《新修本草》

【来源】本品为伞形科植物茴香 *Foeniculum vulgare* Mill. 的干燥成熟果实。全国各地均有栽培。秋季果实初熟时采割植株，晒干，打下果实，除去杂质。生用或盐水炙用。

【性味归经】辛，温。归肝、肾、脾、胃经。

【功效】散寒止痛，理气和胃。

【主治】

1. 寒疝腹痛，睾丸偏坠胀痛，少腹冷痛，痛经。为治疗寒疝疼痛之要药。

2. 中焦虚寒气滞引起的脘腹胀满、呕吐食少。

【常用药对】

小茴香配伍乌药、川楝子，用于寒疝腹痛。

【用法用量】煎服，3~6g。外用适量。

【使用注意】阴虚火旺者慎用。

【歌诀】小茴性温，能除疝气，腹痛腰疼，调中和胃。

高 良 姜
《名医别录》

【来源】本品为姜科植物高良姜 *Alpinia officinarum* Hance 的干燥根茎。为姜科植物高良姜 *Alpinia officinarum* Hance 的干燥根茎。主产于广东、广西、海南等地。夏末秋初采挖生长 4~6 年的根茎，除去地上茎、须根及残留鳞片，洗净，切段，晒干。生用。

【性味归经】辛，热。归脾、胃经。

【功效】散寒止痛，温中止呕。

【主治】

1. 胃寒冷痛。本品辛散温通，能散寒止痛，为治胃寒脘腹冷痛之常用药。

2. 胃寒呕吐。

【常用药对】

高良姜配伍炮姜，用于胃寒腹痛。

【用法用量】 煎服，3~6g。研末服，每次3g。

【歌诀】 良姜性热，下气温中，转筋霍乱，酒食能攻。

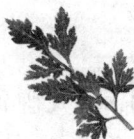

第十三章　理　气　药

凡以疏通气机为主要作用，治疗气滞或气逆证的药物，称为理气药，又名行气药。其中行气作用强的药物又称破气药。

理气药性味多辛苦温而芳香。其味辛能行，味苦能泄，芳香能走窜，性温能通行，故有疏理气机，即行气、降气、解郁、散结的作用。并可通过畅达气机、消除气滞而达到止痛之效，即《素问》"逸者行之""结者散之""木郁达之"之意。因本类药物主归脾、胃、肝、肺经，以其性能不同，而分别具有理气健脾、疏肝解郁、理气宽胸、行气止痛、破气散结等功效。

理气药主要治脾胃气滞所致的脘腹胀痛、嗳气吞酸、恶心呕吐、腹泻或便秘等；肝气郁滞所致的胁肋胀痛、抑郁不乐、疝气疼痛、乳房胀痛、月经不调等；肺气壅滞所致的胸闷胸痛、咳嗽气喘等。

使用本类药物，须针对病证选择相应功效的药物，并进行必要的配伍。如脾胃气滞，要选用调理脾胃气机的药物，因于饮食积滞者，配伍消导药；因于脾胃气虚者，配伍补中益气药；因于湿热阻滞者，配伍清热除湿药；因于寒湿困脾者，配伍苦温燥湿药。因于肝气郁滞者，应选用疏肝理气的药物；因于肝血不足者，配伍养血柔肝药；因于肝经受寒者，配伍暖肝散寒药；因于瘀血阻滞者，配伍活血祛瘀药；因于肺气壅滞者，应选用理气宽胸的药物；因于外邪客肺者，配伍宣肺解表药；因于痰饮阻肺者，配伍祛痰化饮药。

本类药物性多辛温香燥，易耗气伤阴，故气阴不足者慎用。

陈　皮
《神农本草经》

【来源】本品为芸香科植物橘 *Citrus reticulata* Blanco 及其栽培变种的成熟干燥果皮。主产于广东、福建、四川、浙江、江西等地。秋末冬初果实成熟时采收果皮，晒干或低温干燥。以陈久者为佳，故称陈皮。产于广东新会者称新会皮、广陈皮。切丝，生用。

【性味归经】 辛、苦，温。归脾、肺经。

【功效】 理气健脾，燥湿化痰。

【主治】

1. 脾胃气滞证。本品长于行脾胃之气，作用温和，故凡脾胃气滞之证皆可选用。

2. 湿痰、寒痰咳嗽。

【常用药对】

1. 陈皮配伍苍术、厚朴，用于脾胃气滞证。

2. 陈皮配伍半夏，用于痰湿壅滞证。

【用量用法】 煎服，3～10g。

【歌诀】 橘皮苦温，顺气宽膈，留白和胃，消痰去白。

【附药】

1. 橘核　为橘的种子。性味苦平。归肝经。功能理气散结止痛。用于疝气痛、睾丸肿痛、乳房肿痛及乳房结块等。煎服，3～10g。

2. 橘络　为橘的中果皮及内果皮之间的纤维束群。性味甘苦平。归肝、肺经。功能行气通络，化痰止咳，用于痰滞经络之胸痛、咳嗽、痰中带血。煎服，3～5g。

3. 化橘红　为芸香科植物化州柚或柚的未成熟或接近成熟的外层果皮。性味辛苦温。归肺脾经。功能理气宽中，燥湿化痰。用于湿痰，或寒痰咳嗽及食积呕恶胸闷等。煎服，3～10g。

4. 橘叶　为橘树的叶。性味辛苦平。归肝经。功能疏肝行气，消肿散结。用于肝郁气滞，胸胁作痛，乳痈肿痛，乳房结块及癥瘕等。煎服，6～10g。

青　皮
《本草图经》

【来源】 本品为芸香科常绿小乔木植物橘 *Citrus reticulata* Blanco 及其栽培变种的幼果或未成熟果实的果皮。主产于广东、福建、四川等地。5～6月间收集自落的幼果，晒干，称为"个青皮"；7～8月间采收未成熟果实的果皮，在果皮上纵剖成四瓣至基部，晒干，习称"四花青皮"。生用或醋炙用。

【性味归经】苦、辛，温。归肝、胆、脾、胃经。

【功效】疏肝破气，消积化滞。

【主治】

1. 肝气郁滞证。

2. 食积腹痛。

【常用药对】

1. 青皮配伍柴胡，用于肝郁气滞重证。

2. 青皮配伍神曲、山楂，用于食积气滞重证。

【用量用法】煎服，3～10g。醋炙疏肝止痛力强。

【使用注意】性燥烈耗气伤正，气虚者及孕妇慎用。

【歌诀】青皮苦温，能攻气滞，削坚平肝，安胃下食。

枳 实

《神农本草经》

【来源】本品为芸香科常绿小乔木植物酸橙 *Citrus aurantium* L. 及其栽培变种或甜橙 *C. sinensis* Osbeck 的幼果。主产于四川、江西、福建等地。5～6月间采集自落的果实。稍大者，自中部横切为两半，晒干或低温干燥；稍小者直接晒干或低温干燥。用时切薄片，生用或麸炒用。

【性味归经】辛、苦，微寒。归脾、胃、大肠经。

【功效】破气消积，化痰除痞，升阳举陷。

【主治】

1. 胃肠气滞证。本品辛散苦降，气锐性猛，作用力强，善行中焦之气，能破气散结，消除痞满，为破气消痞之要药。

2. 痰阻气滞、胸痹等证。

3. 本品尚可用治胃扩张、胃下垂、子宫脱垂、脱肛等脏器下垂之症。

【常用药对】

1. 枳实配伍山楂、神曲，用于食积气滞。

2. 枳实配伍大黄、厚朴，用于热结便秘。

3. 枳实配伍薤白、桂枝、瓜蒌，用于痰浊痹阻，胸阳不振，气结在胸，胸痹心痛。

4. 枳实配伍黄芪、升麻、柴胡等补气、升阳药，用于气虚下陷，脏器脱垂。

【用量用法】 煎服，3~10g，大量可用至30g。炒后较平和。

【使用注意】 孕妇及脾胃虚弱者慎用。

【歌诀】 枳实味苦，消食除痞，破积化痰，冲墙倒壁。

【附药】 枳壳 为芸香科小乔木植物酸橙及其栽培变种的接近成熟的果实（去瓤），生用或麸炒用。性味、归经、功用与枳实同，但作用较缓和，长于行气宽中除胀。用法、用量同枳实。

木 香
《神农本草经》

【来源】 本品为菊科植物木香 *Aucklandia lappa* Decne.、川木香 *Vladimiria souliei*（Franch.）Ling 的根。木香产于印度、巴基斯坦、缅甸者，称为广木香，现我国已栽培成功。主产于云南、广西者，称为云木香；主产于四川、西藏等地者称川木香。秋、冬二季采挖，除去泥沙及须根，切段，大的再纵剖成瓣，干燥后撞去粗皮。生用或煨用。

【性味归经】 辛、苦，温。归脾、胃、大肠、肝、胆经。

【功效】 行气，调中，止痛。

【主治】

1. 脾胃气滞腹痛证。本品辛行苦泄温通，善于通行脾胃气滞，具有良好的行气止痛作用，为治脾胃气滞、脘腹胀痛之要药。

2. 大肠气滞，泻痢后重。

3. 肝胆气滞证。

【常用药对】

1. 木香配伍砂仁、藿香，用于脾胃气滞。

2. 木香配伍黄连，用于湿热泻痢。

3. 木香配伍柴胡，用于肝胆气滞证。

【用量用法】 煎服，3~10g。生用行气力强，煨用行气力缓而多用于治疗泄泻。

【歌诀】 木香微温，能滞和胃，诸风能调，行肚泻肺。

沉 香
《神农本草经》

【来源】本品为瑞香科常绿乔木植物沉香 *Aquilaria agallocha* Roxb. 及白木香 *A. Sinensis*（*Lour.*）Gilg 含有树脂的木材。白木香主产于海南、广东等地；沉香主产于东南亚、印度等地。全年均可采收，割取含树脂的木材，除去不含树脂的部分，阴干，锉末，生用。

【性味归经】辛、苦，温。归脾、胃、肾经。

【功效】行气止痛，温中止呕，纳气平喘。

【主治】

1. 寒凝气滞证。

2. 胃寒呕吐。

3. 虚喘证。

【常用药对】

1. 沉香配伍木香，用于寒凝气滞胸腹胀痛。

2. 沉香配伍干姜、附子，用于脾胃虚寒脘腹冷痛。

3. 沉香配伍丁香，用于胃寒呕吐。

【用量用法】煎服，2~6g，宜后下；或磨汁冲，或入丸散剂，每次 0.5~1g。

【使用注意】气虚下陷、阴虚火旺者忌用。

【歌诀】沉香降气，暖胃追邪，通天彻地，卫气为佳。

香 附
《名医别录》

【来源】本品为莎草科草本植物莎草 *Cyperus rotundus* L. 的根茎。全国大部分地区均产，主产于广东、河南、四川等地。秋季采挖。燎去毛须，晒干，生用，或醋炙用。用时碾碎。

【性味归经】辛、微苦，平。归肝、脾经。

【功效】疏肝理气，调经止痛。

【主治】

1. 肝郁气滞证。

2. 用于月经不调，痛经，乳房胀痛，故为妇科理气调经止痛之要药。

【常用药对】

1. 香附配伍柴胡、白芍，用于肝郁气滞诸痛证。

2. 香附配伍柴胡、当归，用于月经不调。

【用量用法】煎服，5~10g。醋炙止痛力增强。

【歌诀】香附辛苦，行气开郁，止痛调经，更消宿食。

川 楝 子
《神农本草经》

【来源】本品为楝科乔木植物川楝 *Melia toosendan* Sieb. et Zucc. 的成熟果实。我国南方各地均产，以四川产者为佳。冬季果实成熟时采收。干燥，生用或炒用，用时打碎。

【性味归经】辛、苦，寒；有小毒。归肝、胃、小肠、膀胱经。

【功效】行气止痛，疏肝泄热；外用杀虫疗癣。

【主治】

1. 肝郁化火诸痛证。

2. 蛔虫腹痛。

【常用药对】

1. 川楝子配伍延胡索，用于肝胃不和之脘腹痛。

2. 川楝子配伍使君子、槟榔，用于虫积腹痛。

【用量用法】煎服，3~10g。外用适量。

【使用注意】本品有小毒，用量不可过大。

【歌诀】楝子苦寒，膀胱疝气，中湿伤寒，利水之剂。

乌 药
《神农本草经》

【来源】本品为樟科灌木或小乔木植物乌药 *Lindera aggergata* （Sims）

Kosterm. 的根。主产于浙江、安徽、江西等地。全年均可采挖。趁鲜切片，晒干，生用或麸炒用。

【性味归经】辛，温。归脾、肺、肾、膀胱经。

【功效】行气止痛，温肾散寒。

【主治】

1. 寒凝气滞所致的胸腹诸痛证。

2. 尿频，遗尿。

【常用药对】

1. 乌药配伍薤白、瓜蒌皮、延胡索，用于寒凝气滞，胸胁闷痛。

2. 乌药配伍益智仁、山药，用于尿频、遗尿。

【用量用法】煎服，3 ~ 10g。

【歌诀】乌药辛温，心腹胀痛，小便滑数，顺气通用。

薤 白
《神农本草经》

【来源】本品为百合科草本植物小根蒜 *Allium macrostemon* Bge. 和薤 *A. chinense* G. Don 的地下鳞茎。全国各地均有分布，主产于江苏、浙江等地。夏、秋二季采挖。蒸透或沸水中烫透，晒干，生用。

【性味归经】辛、苦，温。归肺、心、胃、大肠经。

【功效】行气导滞，通阳散结。

【主治】

1. 胸痹证。本品善于宣通胸中阳气，温散阴寒痰浊，疏通胸中气机，为治胸痹之要药。

2. 胃肠气滞，泻痢后重。

【常用药对】

1. 薤白配伍瓜蒌，用于寒痰阻滞、胸阳不振的胸痛、胸闷。

2. 薤白配伍高良姜、砂仁、木香，用于治胃寒气滞，脘腹痞满胀痛。

【用量用法】煎服，5 ~ 10g。

【使用注意】气虚无滞及胃弱纳呆、不耐蒜味者不宜服用。

【歌诀】薤白辛苦，行气导滞。通阳散结，后重亦止。

佛　手
《滇南本草》

【来源】 本品为芸香科小乔木或灌木植物佛手 *Citrus medica* L. var. sarcodactylis Swingle 的果实。主产于广东、福建、四川等地。秋季果实尚未变黄或刚变黄时采收。切成薄片晒干或低温干燥，生用。

【性味归经】 辛、苦，温。归肝、脾、胃、肺经。

【功效】 疏肝理气，行气调中，燥湿化痰。

【主治】

1. 肝郁气滞证。

2. 脾胃气滞证。

3. 痰湿壅肺，咳嗽痰多。

【常用药对】

1. 佛手配伍柴胡，用于肝郁气滞证。

2. 佛手配伍木香，用于脾胃气滞证。

3. 佛手配伍半夏，用于痰湿壅肺，咳嗽痰多。

【用法用量】 煎服，3～10g。

【歌诀】 佛手味甘，解郁疏肝，理气和中，燥湿化痰。

香　橼
《本草纲目》

【来源】 本品为芸香科植物枸橼 *Citrus medica* L. 或香圆 *C. wilsonii* Tanaka 的成熟果实。主产于浙江、江苏、广东、广西等地。秋季果实成熟时采收。趁鲜切片，除去种子及瓤，晒干或低温干燥。香橼亦可整个或对剖两半后，晒干或低温干燥。生用。

【性味归经】 辛、苦、酸，温。归肝、脾、肺经。

【功效】 疏肝解郁，理气宽中，化痰止咳。

【主治】

1. 肝郁气滞证。

2. 脾胃气滞证。

3. 痰湿壅滞证。

【常用药对】

香橼配伍佛手，用于肝郁气滞。

【用量用法】 煎服，3~10g。

【歌诀】 香橼辛苦，理气宽中，疏肝解郁，化痰止咳。

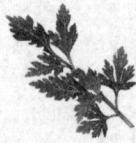

第十四章 消 食 药

凡以消积导滞、促进消化为主要作用，主治饮食积滞的药物，称为消食药，又称消导药。多味甘性平，主归脾、胃二经。具有消食导滞、健脾开胃、和中之功。

主治饮食积滞证、饮食不消、宿食停留所致之脘腹胀满，嗳气吞酸，恶心呕吐，不思饮食，大便失常；以及脾胃虚弱，消化不良等症。

本类药物多属渐消缓散之品，适用于病情较缓，积滞不甚者。然而，食积者多有兼证，故应根据不同病情予以适当配伍。若宿食内停，气机阻滞，需配伍理气药，使气行而积消。若积滞化热，当配伍苦寒清热或轻下之品。若寒湿困脾或胃有湿浊，当配伍芳香化湿药。若中焦虚寒者，宜配伍温中健脾之品。若脾胃素虚，运化无力，食积内停者，则当配伍健脾益气之品，以标本兼顾，使消积而不伤正，不可单用消食药取效。使用注意：气虚而无积滞者慎用。

山 楂
《神农本草经集注》

【来源】 本品为蔷薇科植物山里红 *Crataegus pinnatifida* Bge. var. *major* N. E. Br. 或山楂 *C. pinnatifida* Bge. 的成熟果实。主产于河南、山东、河北等地，以山东产量大且质佳。多为栽培品。秋季果实成熟时采收。切片，干燥。生用或炒用。

【性味归经】 酸、甘，微温。归脾、胃、肝经。

【功效】 消食化积，行气散瘀，止泻。

【主治】

1. 肉食积滞证。本品酸甘，微温不热。尤为消化油腻肉食积滞之要药。

2. 泻痢腹痛，疝气痛。

3. 瘀阻胸腹痛、痛经。

【常用药对】

1. 山楂配伍神曲、麦芽，用于肉食积滞证。

2. 山楂配伍青皮、枳实，用于食积气滞。

【用量用法】煎服，10～15g，大剂量30g。生、炒山楂多用于消食散瘀，焦山楂、山楂炭多用于止泻痢。

【使用注意】脾胃虚弱而无积滞者或胃酸分泌过多者均慎用。

【歌诀】山楂味甘，磨消肉食，疗疝催疮，消鼓健胃。

神 曲
《药性论》

【来源】本品为面粉和其他药物混合后经发酵而成的加工品。全国各地均有生产。其制法是：取较大量面粉或麸皮，与杏仁泥、赤小豆粉，以及鲜青蒿、鲜苍耳、鲜辣蓼自然汁，混合拌匀，使干湿适宜，放入筐内，复以麻叶或楮叶，保温发酵一周，长出黄菌丝时取出，切成小块，晒干即成。生用或炒用。

【性味归经】甘、辛，温。归脾、胃经。

【功效】消食和胃。

【主治】

1. 饮食积滞证，多用于谷食积滞。

2. 外感风寒表证。

【常用药对】

神曲配伍麦芽、山楂，用于饮食积滞证。

【用法用量】煎服，6～15g。消食宜炒焦用。

【歌诀】神曲味甘，开胃进食，破积逐痰，调中下气。

麦 芽
《药性论》

【来源】本品为禾本科植物大麦 *Hordeum vulgare* L. 的成熟果实经发芽干

燥而成。全国各地均可生产。将大麦洗净，浸泡 4~6 个小时后，捞出，保持适宜温、湿度，待幼芽长至约 0.5cm 时，晒干或低温干燥。生用、炒黄或炒焦用。

【性味归经】 甘，平。归脾、胃、肝经。

【功效】 消食健胃，回乳消胀。

【主治】

1. 米面薯芋食滞证。本品甘平，健胃消食，尤能促进淀粉性食物的消化。

2. 断乳，乳房胀痛。

3. 胁痛，脘腹痛。

【常用药对】

1. 麦芽配伍山楂、神曲，用于米面薯芋食滞证。

2. 麦芽可单用生麦芽或炒麦芽，用于断乳、乳房胀痛。

【用量用法】 煎服，10~15g，大剂量 30~120g。生麦芽功偏消食健胃，炒麦芽多用于回乳消胀。

【使用注意】 哺乳期妇女不宜使用。

【歌诀】 麦芽甘温，能消宿食，心腹膨胀，行血散滞。

莱 菔 子

《日华子本草》

【来源】 本品为十字花科植物萝卜 *Raphanus sativus* L. 的成熟种子。全国各地均有栽培。夏季果实成熟时采割植株，晒干，搓出种子，除去杂质，再晒干。生用或炒用，用时捣碎。

【性味归经】 辛、甘，平。归肺、脾、胃经。

【功效】 消食除胀，降气化痰。

【主治】

1. 食积气滞证。

2. 咳喘痰多，胸闷食少。

【常用药对】

1. 莱菔子配伍山楂、陈皮，用于食积气滞证。

2. 莱菔子配伍白芥子、紫苏子，用于痰盛气喘证。

【用量用法】 煎服，6～10g。生用长于祛痰，炒用长于消食下气除胀。

【使用注意】 本品辛散耗气，故气虚及无食积、痰滞者慎用。不宜与人参同用。

【歌诀】 莱菔子辛，喘咳下气，倒壁冲墙，胀满消去。

鸡 内 金
《神农本草经》

【来源】 本品为雉科动物家鸡 *Gallus gallus domesticus* Brisson 的沙囊内壁。全国各地均产。杀鸡后，取出鸡肫，趁热剥取内壁，洗净，干燥。生用、炒用或醋制入药。

【性味归经】 甘，平。归脾、胃、小肠、膀胱经。

【功效】 消食健胃，涩精止遗，化坚消石。

【主治】

1. 饮食积滞，小儿疳积。本品消食化积作用较强，并可健运脾胃，故广泛用于米面、薯芋、乳肉等各种食积证。

2. 肾虚遗精，遗尿。

3. 砂石淋证，胆结石。

【常用药对】

鸡内金配伍金钱草、海金沙，用于石淋。

【用量用法】 煎服，3～10g；研末服，每次 1.5～3g。研末服效果比煎剂好。

【使用注意】 脾虚无积滞者慎用。

【歌诀】 鸡内金寒，溺遗精泄，禁痫漏崩，更除烦热。

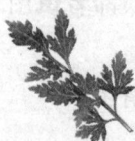

第十五章 驱虫药

凡以驱除或杀灭人体内寄生虫，治疗虫证为主的药物，称为驱虫药。

本类药物入脾、胃、大肠经，部分药物具有一定的毒性，对人体内的寄生虫，特别是对肠道寄生虫虫体有杀灭或麻痹作用，促使其排出体外。故可用治蛔虫病、蛲虫病、绦虫病、钩虫病、姜片虫病等多种肠道寄生虫病。此类寄生虫病多由湿热内蕴或饮食不洁，食入或感染寄生虫卵所致。症见不思饮食或多食善饥，嗜食异物，绕脐腹痛，时发时止，胃中嘈杂，呕吐清水，肛门瘙痒等；迁延日久，则见面色萎黄，肌肉消瘦，腹部膨大，青筋浮露，周身浮肿等症。部分病人症状较轻，无明显证候，只在检查大便时才被发现。凡此，均当服用驱虫药物，以求根治。对机体其他部位的寄生虫，如血吸虫、阴道滴虫等，部分驱虫药物亦有驱杀作用。某些驱虫药物兼有行气、消积、润肠、止痒等作用，对食积气滞、小儿疳积、便秘、疥癣瘙痒等病证，亦有疗效。

应用驱虫药时，应根据寄生虫的种类及病人体质强弱、证情缓急，选用适宜的驱虫药物，并视病人的不同兼症进行相须用药及恰当配伍。如大便秘结者，当配伍泻下药物；兼有积滞者，可与消积导滞药物同用；脾胃虚弱者，配伍健脾和胃之品；体质虚弱者，须先补后攻或攻补兼施。使用肠道驱虫病时，多与泻下药同用，以利虫体排出。

驱虫药物对人体正气多有损伤，故要控制剂量，防止用量过大中毒或损伤正气；对素体虚弱、年老体衰者及孕妇，更当慎用。驱虫药一般应在空腹时服用，使药物充分作用于虫体而保证疗效。对发热或腹痛剧烈者，不宜急于驱虫，待症状缓解后，再使用驱虫药物。

使 君 子
《开宝本草》

【来源】本品为使君子科植物使君子 *Quisqualis indica* L. 的干燥成熟果实。

主产于广东、广西、云南、四川等地。9～10月果皮变紫黑时采收，晒干。去壳，取种仁生用或炒香用。

【性味归经】甘，温。归脾、胃经。

【功效】杀虫消积。

【主治】

1. 蛔虫病，蛲虫病。本品味甘气香而不苦，性温又入脾胃经，既有良好的驱杀蛔虫的作用，又具有缓慢的滑利通肠之效，故为驱蛔之要药，尤宜于小儿。

2. 小儿疳积。

【常用药对】

1. 使君子配伍苦楝皮，用于蛔虫病。

2. 使君子配伍白术、神曲，用于小儿疳积。

【用量用法】煎服，10～15g，捣碎；取仁炒香嚼服，6～10g。小儿每岁1～1.5粒，1日总量不超过20粒。空腹服用，每日1次，连用3天。

【使用注意】大量服用可致呃逆、眩晕、呕吐、腹泻等反应。若与热茶同服，亦能引起呃逆、腹泻，故服用时当忌茶。

【歌诀】使君子甘，归脾胃经。杀虫消积，滑利通肠。

苦 楝 皮

《名医别录》

【来源】本品为楝科植物楝 *Melia azedarach* L. 或川楝 *M. toosendan* Sieb. et Zucc. 的干燥树皮及根皮。前者全国大部分地区均产，后者主产于四川、湖北、贵州、河南等地。四时可采，但以春、秋两季为宜。剥取根皮或干皮，刮去栓皮，洗净。鲜用或切片生用。

【性味归经】苦，寒；有毒。归肝、脾、胃经。

【功效】杀虫，疗癣。

【主治】

1. 蛔虫病，蛲虫病，钩虫病等。本品苦寒有毒，有较强的杀虫作用，可治多种肠道寄生虫，为广谱驱虫中药。

2. 疥癣，湿疮。单用研末，以醋或猪油调涂患处。

【常用药对】

苦楝皮配伍使君子，用于蛔虫病。

【用量用法】煎服，5~10g。鲜品 15~30g。外用适量。

【使用注意】本品有毒，不宜过量或持续久服。有效成分难溶于水，需文火久煎。

【歌诀】楝皮苦寒，杀虫疗癣。

槟　榔
《名医别录》

【来源】本品为棕榈科植物槟榔 *Areca catechu* L. 的干燥成熟种子。主产于海南、福建、云南、广西等地。春末至秋初采收成熟果实，用水煮后，干燥，除去果皮，取出种子，晒干。浸透切片或捣碎用。

【性味归经】苦、辛，温。归胃、大肠经。

【功效】杀虫消积，行气，利水，截疟。

【主治】

1. 多种肠道寄生虫病。本品驱虫谱广，对绦虫、蛔虫、蛲虫、钩虫、姜片虫等肠道寄生虫都有驱杀作用，并以泻下作用驱除虫体为特点。

2. 食积气滞，泻痢后重。

3. 水肿，脚气肿痛。

4. 疟疾。

【常用药对】

槟榔配伍南瓜子，用于绦虫病。

【用量用法】煎服，5~15g。驱绦虫、姜片虫 60~120g。生用力佳，炒用力缓，鲜者优于陈久者。

【使用注意】脾虚便溏或气虚下陷者忌用；孕妇慎用。

【歌诀】槟榔辛温，破气杀虫，祛痰逐水，专除后重。

南瓜子
《现代实用中药学》

【来源】本品为葫芦科植物南瓜 *Cucurbita moschata*（Duch.）Poiret 的种

子。主产于浙江、江西、湖南、湖北、四川等地。夏、秋果实成熟时采收，取子，晒干。研粉生用，以新鲜者良。

【性味归经】甘，平。归胃、大肠经。

【功效】杀虫。

【主治】

绦虫病。本品甘平，杀虫而不伤正气，用治绦虫病，可单用新鲜南瓜子30~60g，研烂，加水、冰糖或蜂蜜调匀，空腹顿服（《中药的药理与应用》）；亦可与槟榔同用，则疗效更佳，先用本品研粉，冷开水调服60~120g，2个小时后服槟榔60~120g的水煎剂，再过半小时，服玄明粉15g，促使泻下，以利虫体排出。南瓜子亦可用治血吸虫病。

【常用药对】

南瓜子配伍槟榔，用于绦虫病。

【用量用法】研粉，60~120g。冷开水调服。

【歌诀】南瓜子甘，专杀绦虫。不伤正气，兼能食用。

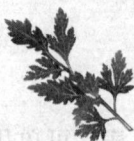

第十六章　止　血　药

凡以制止体内外出血，治疗各种出血病证为主的药物，称止血药。

本章药物大多味苦涩或甘，其性寒、温各异，主入心、肝二经，兼入脾经，均入血分。止血药主要用治体内、外各种出血病证。如咯血、咳血、衄血、吐血、便血、尿血、崩漏、紫癜以及外伤出血等。

根据止血药的药性特点，可分为凉血止血药、化瘀止血药、收敛止血药和温经止血药。

使用注意：

①"止血不留瘀"。凉血止血药和收敛止血药，易凉遏恋邪，有止血留瘀之弊，故出血兼有瘀滞者不宜单独使用。

②出血过多，气随血脱者，当急投大补元气之药，以挽救气脱危候。

③止血药多炒炭用。炒炭后其性变苦、涩，可增强止血之效，但有些药物仍以生品或鲜用为佳。

第一节　凉血止血药

本类药物药性寒凉，味多甘苦，入血分，具有清泄血分之热而止血的作用。适用于血热妄行所致的各种出血病证。某些药物用鲜品捣汁内服，可增强其疗效，为临床上使用较多、用途广泛的一类药物。

治疗血热出血病证时，常需配清热凉血药物同用；治血热夹瘀之出血，宜配化瘀止血药，或配伍少量的化瘀行气之品；急性出血较甚者，可配伍收敛止血药以加强止血之效。

使用注意：本类药物均为寒凉之品，原则上不宜用于虚寒性出血。又因其寒凉，易于凉遏留瘀，故不宜过量久服。

大　蓟
《名 医 别 录》

【来源】本品为菊科植物蓟 *Cirsium japonicum* DC. 的地上部分或根。全国大部分地区均产。华北地区多用地上部分，华东地区多用地上部分及根，中南及西南地区多用根。夏、秋季花开时割取地上部分，或秋末挖根，除去杂质，晒干，生用或炒炭用。

【性味归经】甘、苦，凉。归心、肝经。

【功效】凉血止血，散瘀解毒消痈。

【主治】

1. 血热出血证。

2. 热毒痈肿，为治疗疮痈肿毒的常用药。

【常用药对】

1. 大蓟配伍小蓟，凉血止血，治疗血热出血证。

2. 大蓟配伍金银花，清热解毒，治疗痈肿疮疡。

【用量用法】水煎服，10～15g。鲜品可用至30～60g。外用适量，炒炭多入丸、散剂。

【歌诀】大蓟甘凉，凉血止血，消痈散瘀。

小　蓟
《名 医 别 录》

【来源】本品为菊科植物刺儿菜 *Cirsium setosum*（Willd.）MB. 或刻叶刺儿菜 *Cephanoplos setosum*（Willd.）Kitarn. 的地上部分或根。全国大部分地区均产。夏、秋季花期采集。除去杂质，晒干，生用或炒炭用。

【性味归经】甘、苦，凉。归心、肝经。

【功效】凉血止血，散瘀解毒消痈，利尿。

【主治】

1. 血热出血证，兼可利尿，治疗尿血、血淋尤宜。

2. 热毒痈肿，为治疗疮痈肿毒的常用药。

【常用药对】

1. 小蓟配伍白茅根，凉血止血，利尿，治疗血淋证。

2. 小蓟配伍金银花，清热解毒，治疗痈肿疮疡。

【用量用法】水煎服，10~15g，鲜品加倍。外用适量，捣敷患处。

【歌诀】小蓟甘苦，凉可止血，散瘀解毒，利尿消痈。

地　榆
《神农本草经》

【来源】本品为蔷薇科植物地榆 *Sanguisorba officinalis* L. 或长叶地榆 *S. officinalis* L. var. *longifolia*（Bert.） Yu et Li 的根。前者产于我国南北各地，后者习称"绵地榆"，主要产于安徽、浙江、江苏、江西等地。春季将发芽时或秋季植株枯萎后采挖。除去须根，洗净，晒干生用，或炒炭用。

【性味归经】苦、酸、涩，微寒。归肝、大肠经。

【功效】凉血收敛止血，解毒敛疮。

【主治】

1. 血热出血证。本品苦寒沉降，酸涩收敛，尤宜于清泻下焦血分实热而收敛止血。

2. 烫伤、湿疹、疮疡痈肿，为治疗水火烫伤之要药；可单用研末，但不宜用于大面积水火烫伤。

【常用药对】

1. 地榆配伍槐花，凉血止血，治疗便血。

2. 小蓟配伍牡丹皮，清热解毒，治疗肠痈。

【用量用法】煎服，10~15g，大剂量可用至30g；或入丸、散。外用适量。止血多炒炭用，解毒敛疮多生用。

【使用注意】

1. 本品性寒酸涩，凡虚寒性便血、下痢、崩漏及出血有瘀者慎用。

2. 对于大面积烧伤病人，不宜使用地榆制剂外涂，以防其所含鞣质被大量吸收而引起中毒性肝炎。

【歌诀】地榆苦寒，凉可止血，血痢崩带，消痈止痛。

槐 花
《日华子本草》

【来源】本品为豆科植物槐 *Sophora japonica* L. 的干燥花蕾及花。全国各地均产，以黄土高原和华北平原为多。夏季花未开放时采收其花蕾，称为"槐米"；花开放时采收，称为"槐花"。采收后除去花序的枝、梗及杂质，及时干燥，生用、炒用或炒炭用。

【性味归经】苦，微寒。归肝、大肠经。

【功效】凉血止血，清肝明目，降血压。

【主治】

1. 血热出血证，善于治疗下部出血，尤宜于清泻大肠火邪而凉血止血。

2. 肝火上炎引起的目赤、头痛。

3. 高血压病。

【常用药对】

1. 槐花配伍栀子，清热泻火，治疗大肠火盛引起的便血。

2. 槐花配伍夏枯草，清泻肝火，治疗肝火亢盛。

【用量用法】煎服，10～15g。外用适量。止血多炒炭用，清热泻火宜生用。

【使用注意】脾胃虚寒及阴虚发热而无实火者慎用。

【歌诀】槐花苦寒，凉血止血，清肝明目，兼可降压。

侧 柏 叶
《名 医 别 录》

【来源】本品为柏科植物侧柏 *Platycladus orientalis*（L.）Franco 的嫩枝叶。全国各地均有产。多在夏、秋季节采收，除去粗梗及杂质，阴干，生用或炒炭用。

【性味归经】苦、涩，寒。归肺、肝、脾经。

【功效】凉血止血，化痰止咳，生发乌发。

【主治】

1. 血热出血证。

2. 肺热咳嗽。

3. 脱发，须发早白。

【常用药对】

1. 侧柏叶配伍鲜地黄，凉血止血，治疗血热出血证。

2. 侧柏叶配伍黄芩，清泻肺热，治疗肺热咳嗽。

【用量用法】 煎服，10～15g。外用适量。止血多炒炭用，化痰止咳宜生用。

【歌诀】 侧柏苦寒，凉血止血，止咳化痰，乌发生发。

白 茅 根

《神农本草经》

【来源】 本品为禾本科植物白茅 *Imperata cylindrica* Beauv. var. *major* (Nees) C. E. Hubb. 的根茎。全国各地均有产，但以华北地区较多。春、秋二季采挖，除去须根及膜质叶鞘，洗净，晒干，切段生用。

【性味归经】 甘，寒。归肺、胃、膀胱经。

【功效】 凉血止血，清热利尿，清肺胃热。

【主治】

1. 血热出血证。本品味甘性寒，既能清泻肺胃两经的实热火邪而凉血止血，又能清利膀胱湿热而利小便。

2. 水肿，热淋，黄疸。

3. 胃热呕吐，肺热咳喘。

【常用药对】

1. 白茅根配伍小蓟，凉血止血，治疗血热出血证。

2. 白茅根配伍竹茹，清胃热止呕，治疗胃热呕吐。

【用量用法】 煎服，15～30g，鲜品加倍，以鲜品为佳，可捣汁服。多生用，止血亦可炒炭用。

【鉴别用药】

白茅根、芦根均能清肺胃热而利尿，治疗肺热咳嗽、胃热呕吐和小便淋痛，且常相须为用。然白茅根偏入血分，以凉血止血见长；而芦根偏入气分，以清热生津为优。

第二节　化瘀止血药

本类药物既可止血，又能活血化瘀，称为化瘀止血药。

本类药物既能直接止血，又能活血化瘀，以使血脉通畅，最适用于因瘀血内阻而血不循经所致的出血证。此种出血，瘀血不去，则血不归经而出血不止，故宜以化瘀止血药为主治之。亦可配伍其他各类止血药，用于各种内外出血证，同样有"止血而不留瘀"的优点。又因其能化瘀而消肿止痛，亦常用于跌打损伤及多种瘀滞疼痛等。根据辛能行的理论，本类药物多为辛味，其性可偏温，或偏寒，主要归肝、心二经。

三　七
《本　草　纲　目》

【来源】本品为五加科植物三七 *Panax notoginseng*（Burk.）F. H. Chen 的干燥根。主产于云南、广西等地。夏末秋初花开前或冬季种子成熟后采挖。洗净，晒干。捣碎或研细粉生用。

【性味归经】甘、微苦，温。归肝、胃经。

【功效】化瘀止血，消肿定痛。

【主治】

1. 各种出血证。有止血不留瘀、化瘀不伤正的特点，对人体内外各种出血，无论有无瘀滞，均可应用，尤以有瘀滞者为宜。单味内服、外用均有良效。治各种外伤出血，可单用本品研末外掺，或配龙骨、血竭等。

2. 跌打损伤，瘀血肿痛。本品活血化瘀而消肿定痛，为治瘀血诸证之佳品，为伤科之要药。治疗跌打损伤，或筋骨折伤，瘀血肿痛等，本品皆为首选药物。

【常用药对】

1. 三七配伍丹皮，凉血止血，治疗血热出血证。

2. 三七配伍土鳖虫，化瘀止痛，治疗跌打损伤。

【用量用法】多研末吞服，1~1.5g；煎服，3~10g，亦入丸、散。外用适量，研末外掺或调敷。

【歌诀】三七性温，化瘀止血，消肿定痛，内服外敷。

茜 草
《神农本草经》

【来源】本品为茜草科植物茜草 *Rubia cordifolia* L. 的干燥根及根茎。主产于陕西、安徽、江苏、山东、河南、陕西等地。春、秋二季采挖。晒干。生用或炒炭用。

【性味归经】苦，寒。归肝经。

【功效】凉血止血，活血通经。

【主治】

1. 血热夹瘀出血证。苦寒清泄，入肝经血分，既能清泄血热而止血，又能通利血脉而消散瘀血。

2. 血瘀经闭，跌打损伤，风湿痹痛。

【常用药对】

1. 茜草配伍侧柏叶，凉血止血，治疗血热出血证。

2. 茜草配伍红花，活血调经，治疗血瘀经闭。

【用量用法】煎服，10~15g，大剂量可用30g。亦入丸、散。止血炒炭用，活血通经生用或酒炒用。

蒲 黄
《神农本草经》

【来源】本品为香蒲科植物水烛香蒲 *Typha angustifolia* L. 、东方香蒲 *Typha orientalis* Presl 或同属植物的干燥花粉。主产于江苏、安徽、浙江、山东等地。夏季采收蒲棒上部的黄色雄花序，晒干后碾轧筛取花粉。生用或炒炭用。

【性味归经】甘，平。归肝、心包经。

【功效】止血，化瘀，利尿。

【主治】

1. 各种出血证。不论寒热均可，尤宜属实夹瘀者。

2. 瘀血痛证。治疗产后瘀阻腹痛，常与五灵脂同用，如失笑散。

3. 血淋，尿血。

【常用药对】

蒲黄配伍五灵脂，治成失笑散，用于治疗瘀滞疼痛。

【用量用法】煎服，3～10g，包煎。外用适量，研末外掺或调敷。止血多炒用，化瘀、利尿多生用。

【歌诀】蒲黄味甘，逐瘀止崩，炒用止血，破血用生。

第三节 收敛止血药

以止血为主要功效，兼能收涩，且性较平和的药物，称为收敛止血药。

本类药物大多味涩。其性多平，或虽有微寒之性，但实无清热之功，可用于多种无明显邪气的失血证。然本类药物味涩收敛，易留瘀恋邪，故应用当以出血而无明显邪气和血瘀者为宜，且多与化瘀止血药或活血化瘀药配伍使用。属正气虚衰者，当配伍补虚药，以标本兼治。对于收敛性较强的收敛止血药，有瘀血及实邪者用之当慎。

白 及
《神农本草经》

【来源】本品为兰科植物白及 *Bletilla striata* (Thunb.) Reichb. f. 的干燥块茎。主产于贵州、四川、湖南、湖北、河南、浙江等地。夏、秋二季采挖。置于沸水中煮或蒸至无白心，晒至半干，除去外皮，晒干，生用。

【性味归经】苦、甘、涩，寒。归肺、胃、肝经。

【功效】收敛止血，消肿生肌。

【主治】

1. 出血证。质黏味涩，为收敛止血之要药，可用以治体内外诸出血证。

因其主入肺、胃经，故临床尤多用于肺胃出血之证。

2. 痈肿疮疡，手足皲裂，水火烫伤。

【常用药对】

1. 白及配伍乌贼骨，治成乌及散，制酸止痛。

2. 白及配伍煅石膏，外用，治疗外伤出血。

【用量用法】煎服，3~10g，大剂量可用至30g。亦可入丸、散，入散剂，每次用2~5g；研末吞服，每次1.5~3g；外用适量。

【使用注意】反乌头。

【歌诀】白及甘涩，功专收敛，疮疡肿毒，外伤最甚。

仙 鹤 草
《滇 南 本 草》

【来源】本品为蔷薇科植物龙牙草 *Agrimonia pilose* Ledeb. 的干燥地上部分。主产于浙江、江苏、湖北等地。夏、秋季茎叶茂盛时采收，晒干，生用或炒炭用。

【性味归经】苦、涩，平。归心、肝经。

【功效】收敛止血，止痢，杀虫截疟，补虚。

【主治】

1. 多种出血证，性质平和，无论寒热虚实均可使用。

2. 腹泻，痢疾。对于血痢及久痢不愈者为宜。

3. 疟疾寒热，滴虫性阴道炎。

4. 脱力劳伤。

【用量用法】煎服，3~10g，大剂量可用至30~60g。外用适量。

【歌诀】仙鹤草涩，补虚收敛，出血可止，能治劳伤。

棕 榈 炭
《本 草 拾 遗》

【来源】本品为棕榈科植物棕榈 *Trachycarpus fortunei* H. Wendl. 的叶鞘纤维炭化物。主产于长江以南各地。全年可采，晒干，炒炭用。

【性味归经】苦、涩，平。归肝、肺、大肠经。

【功效】收敛止血。

【主治】

出血证。本品药性平和，味苦而涩，为收敛止血之要药，广泛用于各种出血之证，尤多用于崩漏。

【用量用法】煎服，3～10g；研末服1～1.5g。

【使用注意】出血兼有瘀滞，湿热下痢初起者慎用。

【歌诀】棕榈炭涩，收敛止血，尤宜崩漏。

血 余 炭
《神农本草经》

【来源】本品为人发制成的炭化物。人发用碱水洗去油垢，清水漂净，晒干，焖煅成炭用。

【性味归经】苦，平。归肝、胃经。

【功效】收敛止血，化瘀利尿。

【主治】

1. 出血证。

2. 小便不利。

【用量用法】煎服，6～10g；研末服1.5～3g。外用适量。

【歌诀】人之头发，名为血余，收敛止血，化瘀利尿。

第四节 温经止血药

既可止血，又能温里散寒的药物，称为温经止血药。

本类药物性温热，既能温通血脉，消散凝滞，促进血液循经运行，并扶助阳气，统摄血液，而有利于止血，又具有独立的止血作用。主要适用于脾阳虚不能统血或冲脉失固之虚寒性出血证，症见出血日久、血色暗淡，且有全身虚寒表现者。本类药物又是温里之药，尚能温中以止泻、止呕，或温经散寒以调经、止痛等，故又可主治多种里寒证。治疗脾胃虚寒、血失统摄之出血证，或呕吐、泄泻、食少、胃痛等症，本类药物当与温阳益气健脾药同用。治下焦虚寒，出血不止，或少腹冷痛、痛经、月经失调等症。本类药物当与温肾、暖肝、固冲药同用，并注意配伍相应的温里固涩之品。

　　本类药物性温热，故热盛及阴虚火旺之热性出血者应忌用。但有时根据凉血不留瘀的组方需要，将少量温经止血的药物配入大队凉血止血药中，意在防寒凉太过，并可加强止血之效。

艾　叶
《名医别录》

【来源】本品为菊科植物艾 *Artemisia argyi* Lévl. et Vant. 的干燥叶。主产于山东、安徽、河北、湖北等地。春末夏初花未开采摘。晒干或阴干。生用、捣绒或制炭用。

【性味归经】辛、苦，温。归肝、脾、肾经。

【功效】温经止血，散寒调经，安胎，燥湿止痒。

【主治】

　　1. 出血证。本品气香味辛，温可散寒，能暖气血而温经脉，为温经止血之要药。适用于虚寒性出血病证，尤宜于崩漏。

　　2. 月经不调，痛经。本品能温经脉，逐寒湿，止冷痛，尤善调经，为治妇科下焦虚寒或寒客胞宫之要药。

　　3. 胎动不安。本品为妇科安胎之要药。

　　4. 湿疹，疥癣。

【常用药对】

　　1. 艾叶配伍香附，温经散寒止痛。

　　2. 艾叶配伍白鲜皮，外用燥湿止痒。

【用量用法】煎服，3～10g，外用适量。温经止血宜炒炭用，余生用。

【歌诀】艾叶辛温，温经散寒，止血安胎，燥湿止痒。

炮　姜
《珍珠囊》

【来源】本品为姜科植物姜 *Zingiber officinale* Rosc. 的块茎炮制品。主产于四川、贵州等地。以干姜砂烫至鼓起，表面为棕褐色，或炒炭至外表色黑，内至棕褐色。

【性味归经】苦、涩，温。归脾、肝经。

【功效】温经止血，温中止痛，止泻。

【主治】

1. 出血证。

2. 腹痛，腹泻。

【常用药对】

1. 炮姜配伍当归，温经止血，治疗产后病。

2. 炮姜配伍高良姜，温经散寒止痛，治疗寒凝腹痛。

【用量用法】煎服，3～6g。

【鉴别用药】生姜、干姜和炮姜本为一物，均能温中散寒，适用于脾胃寒证。由于鲜干质量不同，炮制方法不同，其性能亦异。生姜长于散表寒，又为呕家之圣药；干姜偏于祛里寒，为温中散寒之至药；炮姜善走血分，长于温经而止血。

【歌诀】炮姜性温，温经止血，止痛止泻。

灶 心 黄 土
《名医别录》

【来源】本品为久烧木柴或杂草的土灶内底部中心的焦黄土块，全国农村都有。将柴火灶或烧柴火的窑中烧结的土块取下，用刀削去焦黑部分及杂质即可。

【性味归经】辛，温。归脾、胃经。

【功效】温中止血，止呕，止泻。

【主治】

1. 脾虚出血证。

2. 虚寒性呕吐，反胃及妊娠呕吐。

【常用药对】

灶心黄土配伍附子，温脾止泻，治疗脾虚久泻。

【用量用法】布包先煎，15～30g，或用60～120g，煎汤代水。

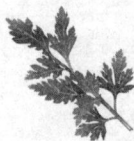

第十七章　活血化瘀药

凡以通利血脉、促进血行、消散瘀血为主要功效，用于治疗瘀血病证的药物，称为活血化瘀药，或活血祛瘀药，简称活血药，或化瘀药。其中活血作用较强者，又称破血药，或逐瘀药。

本类药物的药性特点：味多为辛、苦，性温，部分动物类药味咸，入心、肝两经。味辛则能散、能行，味苦则通泄，且均入血分，故能行血活血，使血脉通畅，瘀滞消散。《素问·阴阳应象大论》所谓"血实者宜决之"之法。

活血化瘀药通过活血化瘀而产生多种不同的功效，活血止痛、活血调经、活血消肿、活血疗伤、活血消痈、破血消癥。

适应范围：瘀血阻滞证。遍及内、外、妇、儿、伤等各科。内科的胸、腹、头痛，痛如针刺，痛有定处，体内的癥瘕积聚，中风不遂，肢体麻木以及关节痹痛日久；妇科的月经不调、经闭、痛经、产后腹痛；伤科的跌仆损伤，瘀肿疼痛；外科的疮疡肿痛。

选药及配伍：①根据各类药物的不同功效特点而随证选用；②针对引起瘀血的原因进行配伍，以标本兼治。寒凝血脉者，当配温里散寒、温通经脉药；热灼营血，瘀热互结者，宜配清热凉血，泻火解毒药；痰湿阻滞，血行不畅者，当配化痰除湿药；风湿痹阻，经脉不通者，应配伍祛风除湿通络药；久瘀体虚或因虚致瘀者，则配伍补益药；癥瘕积聚，宜配伍软坚散结药；③气血之间关系密切，在使用活血祛瘀药时，常配伍行气药，以增强和提高活血散瘀的功效。

按作用特点和临床应用的不同分为以下几类：活血止痛药、活血调经药、活血疗伤药、破血消癥药。

使用注意：本章药物行散力强，易耗血动血，不宜用于妇女月经过多以及其他出血证且无瘀血者；孕妇尤当慎用或忌用。

第一节　活血止痛药

　　本类药物味辛，辛散善行，既入血分，又入气分，活血每兼行气，有良好的止痛作用。主治气血瘀滞所致的各种痛证，头痛、胸胁痛、心腹痛、痛经、产后腹痛、肢体痹痛、跌打损伤之瘀痛等，也可用于其他瘀血病证。

川　芎
《神农本草经》

【来源】　本品为伞形科多年生草本植物川芎 *Ligusticum chuanxiong* Hort. 的根茎。主产于四川。夏季采挖，晒后烘干，再去须根，用时润透切片，生用、酒炒或麸炒用。

【性味归经】　辛，温。归肝、胆、心包经。

【功效】　活血行气，祛风止痛。

【主治】

　　1. 血瘀气滞痛证。本药辛行走窜，上行巅顶，下达血海，中开郁结，旁通四肢。其辛味既能行血又能行气，为血中气药。

　　2. 头痛，风湿痹痛。本品辛温升散，能"上行头目"，祛风止痛，为治头痛之要药，无论风寒、风热、风湿、血虚、血瘀头痛，均可随证配伍应用。

【常用药对】

　　1. 川芎配伍当归，活血调经，治疗月经不调。

　　2. 川芎配伍白芷，祛风止痛，治疗风寒头痛。

　　3. 川芎配伍柴胡，疏肝解郁，治疗肝郁气滞证。

【用量用法】　煎服，3～10g。酒炒后能增强活血行气、止痛的作用。

【使用注意】　阴虚火旺、多汗、热盛及无瘀之出血证者和孕妇慎用。

【歌诀】　川芎辛温，活血行气，祛风止痛，疏肝解郁。

延　胡　索
《雷公炮炙论》

【来源】　本品为罂粟科植物延胡索 *Corydalis yanhusuo* W. T. Wang 的干燥块

茎。主产于浙江、江苏、湖北等地。切厚片或捣碎，生用，或醋炙用。又名"元胡"。

【性味归经】辛、苦，温。归心、肝、脾经。

【功效】活血，行气，止痛。

【主治】

气血瘀滞之痛证。本品辛散温通，为活血行气止痛之良药。前人谓其能"行血中之气滞，气中血滞，故能专治一身上下诸痛"。为常用的止痛药，无论何种痛证，均可配伍应用。

【常用药对】

1. 延胡索配伍川楝子，疏肝泄热，活血止痛，治疗肝郁化火证。

2. 延胡索配伍香附，活血止痛，治疗痛经。

【用量用法】煎服，3～10g。研粉吞服，每次1～3g。止痛多醋炙，活血多酒炙。

【歌诀】延胡辛温，心腹猝痛，活血调经，行气止痛。

郁　金
《药性论》

【来源】本品为姜科多年生草本植物温郁金 Curcuma wenyujin Y. H. Chen et C. Ling、姜黄 C. longa L.、广西莪术 C. kwangsiensis S. G. Lee et C. F. Liang 或蓬莪术 C. phaeocaulis Val. 的块根。主产于四川、浙江、广东、广西等地。冬季采挖，蒸或煮至透心，干燥。切片或打碎，生用或矾水炒用。

【性味归经】辛、苦，寒。归肝、胆、心经。

【功效】活血止痛，行气解郁，清心凉血，利胆退黄。

【主治】

1. 气滞血瘀之胸、胁、腹痛。

2. 热病神昏，癫痫痰闭。

3. 吐血、衄血、倒经、尿血、血淋。

4. 肝胆湿热黄疸、胆石症。

【常用药对】

1. 郁金配伍金钱草，利胆退黄，治疗湿热黄疸。

2. 郁金配伍木香，活血行气止痛，治疗血瘀气滞诸痛证。

3. 郁金配伍石菖蒲，清心开窍，治疗热病神昏证。

【用量用法】煎服，5～12g；研末服，2～5g。

【使用注意】畏丁香。

【歌诀】郁金苦寒，活血行气，清心凉血，利胆退黄。

姜　黄
《新修本草》

【来源】本品为姜科草本植物姜黄 *Curcuma longa* L. 的根茎。主产于四川等地。冬季茎叶枯萎时采挖。煮或蒸至透心，晒干，除去须根，切厚片，生用。

【性味归经】辛、苦，温。归肝、脾经。

【功效】活血行气，通经止痛。

【主治】

1. 气滞血瘀所致的心、胸、胁、腹诸痛。

2. 风湿痹痛。善于治疗上肢肩臂的疼痛。

【常用药对】

1. 姜黄配伍川芎，活血行气，治疗血瘀经闭。

2. 姜黄配伍防风，通经止痛，治疗风湿痹痛。

【用量用法】煎服，3～10g。外用适量。

【使用注意】血虚无气滞血瘀者慎用，孕妇忌用。

【歌诀】姜黄味辛，破血消痈，心腹结痛，下气最好。

乳　香
《名医别录》

【来源】本品为橄榄科植物卡氏乳香树 *Boswellia carterli* Birdwood 及同属其他数种植物皮部切伤后渗出的油胶树脂。主产于非洲索马里、埃塞俄比亚等地。春夏季均可采收。入药多炒用。

【性味归经】辛、苦，温。归心、肝、脾经。

【功效】活血行气止痛，消肿生肌。

【主治】

1. 跌打损伤，疮疡痈肿。

2. 气滞血瘀之痛证。

【常用药对】

乳香配伍没药，活血止痛，治疗跌打损伤，瘀血肿痛。

【用量用法】煎服，3~10g，宜炒去油用。外用适量，生用或炒用，研末外敷。

【使用注意】胃弱者慎用，孕妇及无瘀滞者忌用。

【歌诀】乳香辛温，疗诸恶疮，生肌止痛，心腹尤良。

没 药

《药性论》

【来源】本品为橄榄科植物没药树 *Commiphora myrrha* Engler（C. molmol Engler）及同属植物树干皮部渗出的油胶树脂。主产于非洲索马里、埃塞俄比亚、印度等地。11 月至次年 2 月，采集由树皮裂缝处渗出于空气中变成红棕色坚硬的油胶树脂。去杂质，打碎炒用。

【性味归经】辛、苦，平。归心、肝、脾经。

【功效】活血止痛，消肿生肌。

【主治】

没药的功效主治与乳香相似。常与乳香相须为用，治疗跌打损伤瘀滞疼痛，痈疽肿痛，疮疡溃后久不收口以及一切瘀滞痛证。

区别在于乳香偏于行气、伸筋，治疗痹证多用；没药偏于活血化瘀，多用于治疗血瘀气滞较重之胃痛。

【常用药对】

没药配伍乳香，活血止痛，治疗跌打损伤，瘀血肿痛。

【用量用法】煎服，3~10g。外用适量。

【使用注意】胃弱者慎用，孕妇及无瘀滞者忌用。

【歌诀】没药苦平，消疮止痛，跌打损伤，破血通用。

五 灵 脂

《开宝本草》

【来源】 本品为鼯鼠科动物复齿鼯鼠 *Trogopterus xanthipes* Milne－Edwards 的干燥粪便。主产于河北、山西、甘肃。全年均可采收，除去杂质，晒干。许多粪粒凝结成块状的称"灵脂块"，又称"糖灵脂"，质佳；粪粒松散呈米粒状的，称"灵脂米"，质量较次。生用或醋炙、酒炙用。

【性味归经】 苦、咸、甘，温。归肝经。

【功效】 活血止痛，化瘀止血。

【主治】

1. 瘀血阻滞之痛证。

2. 瘀滞出血证。

【常用药对】

五灵脂配伍蒲黄，治成失笑散，活血止痛，治疗血瘀诸痛证。

【用量用法】 煎服，3～10g，宜包煎。

【使用注意】 血虚无瘀及孕妇慎用。"十九畏"认为人参畏五灵脂，一般不宜同用。

【歌诀】 五灵甘温，血滞腹痛，行血生用，止血炒用。

第二节 活血调经药

凡以调畅血脉，通经止痛为主要功效的药物，称活血调经药。

本类药物多辛散苦泄，主归肝经血分，具有活血散瘀之功，尤善通畅血脉而调经水。主治血行不畅所致的月经不调、痛经、经闭及产后瘀滞腹痛，瘀血痛证，癥瘕，跌打损伤，疮痈肿毒。

本类药物常配伍疏肝理气之品使用。

丹 参

《神农本草经》

【来源】 本品为唇形科多年生草本植物丹参 *Salvia miltiorrhiza* Bge. 的根和

根茎。全国大部分地区均产，主产于江苏、安徽、河北、四川等地。生用或酒炒用。

【性味归经】苦，微寒。归心、心包、肝经。

【功效】活血调经，祛瘀止痛，凉血消痈，除烦安神。

【主治】

1. 月经不调，闭经痛经，产后瘀滞腹痛。善于活血祛瘀，性微寒而缓，能祛瘀生新而不伤正，善调经水，为妇科调经之常用药。《本草纲目》谓其"能破宿血，补新血"。《妇科明理论》有"一味丹参散，功同四物汤"之说。

2. 血瘀心痛、脘腹疼痛、癥瘕积聚、跌打损伤及风湿痹证。本品善能通行血脉，祛瘀止痛，广泛应用于各种瘀血病证。

3. 疮痈肿毒。

4. 热病烦躁神昏及心悸失眠。

【常用药对】

1. 丹参配伍当归，活血调经，治疗月经不调。

2. 丹参配伍黄连，清心除烦，治疗热病心烦。

【用量用法】煎服，5～15g。活血化瘀，宜酒炙用。

【使用注意】反藜芦。孕妇慎用。

【歌诀】丹参苦寒，活血祛瘀，凉血消痈，除烦安神。

红 花
《新修本草》

【来源】本品为菊科植物红花 *Carthamus tinctorius* L. 的干燥筒状花冠。主产于河南、四川、浙江、江苏等地。夏季花由黄变红时采摘，阴干或晒干入药。

【性味归经】辛，温。归心、肝经。

【功效】活血通经、祛瘀止痛。

【主治】

1. 血滞经闭、痛经、产后瘀滞腹痛。红花辛散温通，为活血祛瘀、通经止痛之要药，是妇产科血瘀病证的常用药，常与当归、川芎、桃仁等相须为用。

2. 癥瘕积聚。

3. 胸痹心痛，血瘀腹痛，胁痛。

4. 跌打损伤，瘀滞肿痛。

5. 瘀滞斑疹色暗。

【常用药对】

红花配伍桃仁，活血祛瘀，治疗妇产科瘀血病证。

【用量用法】 煎服，3~10g。外用适量。

【使用注意】 孕妇忌用。有出血倾向者慎用。

【歌诀】 红花辛温，善消瘀热，多则通经，少则养血。

桃　仁
《神农本草经》

【来源】 本品为蔷薇科植物桃 Prunus persica（L.）Batsch 或山桃 Prunus davidiana（Carr.）Franch. 的干燥成熟种子。果实成熟后采收，除去果肉及核壳，取出种子，晒干。

【性味归经】 苦、甘、平；有小毒。归心、肝、大肠经。

【功效】 活血祛瘀，润肠通便，止咳平喘。

【主治】

1. 瘀血阻滞病证。

2. 肺痈、肠痈。

3. 肠燥便秘。

4. 咳嗽气喘。

【常用药对】

1. 桃仁配伍红花，活血祛瘀，治疗妇产科瘀血病证。

2. 桃仁配伍丹皮，祛瘀消痈，治疗肠痈。

3. 桃仁配伍火麻仁，润肠通便，治疗肠燥便秘。

4. 桃仁配伍杏仁，止咳平喘，治疗咳嗽气喘。

【用量用法】 煎服，5~10g，捣碎用；桃仁霜入汤剂宜包煎。

【使用注意】 孕妇忌用，便溏者慎用。本品有毒，不可过量。

【歌诀】 桃仁甘平，活血祛瘀，润肠通便，兼能平喘。

益 母 草
《新修本草》

【来源】本品为唇形科植物益母草 *Leonurus heterophyllus* Sweet 的干燥地上部分。全国各地均产，夏季采割，切断，晒干入药。生用或熬膏用。

【性味归经】辛、苦，微寒。归心、肝、膀胱经。

【功效】活血调经，利水消肿，清热解毒。

【主治】

1. 血滞经闭，痛经，经行不畅，产后恶露不尽，瘀滞腹痛。本品苦泄辛散，主入血分，善活血调经，祛瘀通经，为妇产科之要药，故名"益母"。

2. 水肿，小便不利。水瘀互阻的水肿。

3. 跌打损伤，疮痈肿毒，皮肤隐疹。

【常用药对】

1. 益母草配伍当归，活血调经，治疗妇科瘀滞证。

2. 益母草配伍车前草，利水消肿，治疗水瘀互结之水肿。

【用量用法】10～30g，煎服；或熬膏，入丸剂。外用适量捣敷或煎汤外洗。

【使用注意】无瘀滞及阴虚血少者忌用。

【歌诀】益母草苦，女科主药，胎前产后，祛瘀生新。

泽 兰
《神农本草经》

【来源】本品为唇形科植物毛叶地瓜儿苗 *Lycopus lucidus* Turcz. var. *hirtus* Regel 的干燥地上部分。夏、秋季茎叶茂盛时采割，晒干。全国各地均产，夏秋季采割，切碎，晒干入药。

【性味归经】苦、辛，微温。归肝、脾经。

【功效】活血调经，利水消肿，消痈。

【主治】

1. 血滞经闭，痛经，经行不畅，产后恶露不尽，瘀滞腹痛。

2. 水肿，小便不利。

3. 跌打损伤，疮痈肿毒。

【常用药对】

1. 泽兰配伍川芎，活血调经，治疗妇科瘀滞证。

2. 泽兰配伍益母草，利水消肿，治疗水瘀互结之水肿。

【用量用法】 6 ~ 12g，煎服；外用适量。

【歌诀】 泽兰辛苦，能消痈肿，跌打损伤，能疗水肿。

牛　膝
《神农本草经》

【来源】 本品为苋科植物牛膝（怀牛膝）*Achyranthes bidentata* Blume. 和川牛膝（甜牛膝）*Cyathula officinalis* Kuan 的根。以栽培品为主，也有野生者。怀牛膝主产河南，川牛膝主产四川、云南、贵州等地。冬季苗枯时采挖，洗净，晒干。生用或酒炙用。

【性味归经】 苦、甘、酸，平。归肝、肾经。

【功效】 活血通经，补肝肾，强筋骨，利水通淋，引火（血）下行。

【主治】

1. 瘀血阻滞之经闭、痛经、经行腹痛、胞衣不下及跌打伤痛。

2. 腰膝酸痛，下肢痿软。

3. 淋证，水肿，小便不利。

4. 火热上炎、阴虚火旺之头痛、眩晕、齿痛、口舌生疮、吐血、衄血。

【常用药对】

1. 牛膝配伍桃仁，活血调经，治疗妇科瘀滞证。

2. 牛膝配伍杜仲，补肝肾，治疗肝肾亏虚证。

3. 牛膝配伍生石膏，引火下行，治疗火热上炎证。

【用量用法】 煎服，6 ~ 15g。活血通经、利水通淋、引火（血）下行，宜生用；补肝肾、强筋骨，宜酒炙用。

【使用注意】 本品为动血之品，性专下行，孕妇及月经过多者忌服。中气下陷，脾虚泄泻，下元不固，多梦遗精者慎用。

【歌诀】 牛膝味苦，除湿治痹，腰膝酸痛，小便淋沥。

【鉴别用药】牛膝有川牛膝和怀牛膝之分。两者均能活血通经，补肝肾，强筋骨，利尿通淋，引火（血）下行。但川牛膝长于活血通经，怀牛膝长于补肝肾、强筋骨。

鸡 血 藤
《本草纲目拾遗》

【来源】本品为豆科植物密花豆 *Spatholobus suberectus* Dunn 的干燥藤茎。主产于广西、广东、云南等省。秋冬采收，切片晒干。生用或熬制成鸡血藤膏用。

【性味归经】苦、微甘，温。归肝、肾经。

【功效】行血补血，调经，舒筋活络。

【主治】

1. 月经不调，痛经，闭经。

2. 风湿痹痛，手足麻木，肢体瘫痪及血虚萎黄。

【常用药对】

1. 鸡血藤配伍木瓜，舒筋活络，治疗下肢痿痹。

2. 鸡血藤配伍川芎，活血调经，治疗瘀血阻滞证。

【用量用法】煎服，10～30g。或浸酒服，或熬膏服。

【歌诀】鸡血藤温，血虚宜用，月经不调，肢体酸痛。

王 不 留 行
《神农本草经》

【来源】本品为石竹科植物麦蓝菜 *Vaccaria segetalis*（Neck.）Garcke. 的干燥成熟种子。全国各地均产，主产于江苏、河北、山东及东北等地。夏季果实成熟，果皮尚未裂开时采割全株。打下种子，除去杂质，晒干。生用或炒爆花入药。

【性味归经】苦，平。归肝、胃经。

【功效】活血调经，下乳消痈，利尿通淋。

【主治】

1. 月经不调，痛经，闭经。

2. 产后乳汁不下或乳痈。

3. 热淋，石淋，血淋。

【常用药对】

王不留行配伍穿山甲，通经下乳。"穿山甲，王不留，妇人服了乳长流。"

【用量用法】煎服，5~10g。

【使用注意】孕妇慎用。

【歌诀】王不留行，活血调经，下乳消痈，利尿通淋。

第三节　活血疗伤药

凡以活血疗伤，治疗伤科疾患为主的药物，称为活血疗伤药。

本类药物味多辛、苦、咸，主归肝、肾经，功善活血化瘀，消肿止痛，续筋接骨，止血生肌敛疮。

主治：①主要适用于跌打损伤、瘀肿疼痛、骨折筋损、金疮出血等伤科疾患；②其他一般血瘀病证。

骨折筋伤病证，多与肝、肾有关，故使用本类药物时，当配伍补肝肾强筋骨药，以促进骨折伤损的愈合恢复。

血　竭

《雷公炮炙论》

【来源】本品为棕榈科植物麒麟竭 *Daemonotops draco* Blume 果实中渗出的树脂。主产于印度、马来西亚、伊朗等国家。我国广东等地亦有种植。秋季采集果实，蒸出树脂；或将树干砍破，使树脂自然渗出，凝固而成。打碎研末入药。

【性味归经】甘、咸，平。归肝经。

【功效】活血定痛，化瘀止血，敛疮生肌。

【主治】

1. 跌打损伤，瘀滞心腹疼痛。

2. 外伤出血。

3. 疮疡不敛。本品外用，有敛疮生肌之功。

【用量用法】内服多入丸、散，研末服，每次 1～2g。外用适量，研末外敷。

【使用注意】无瘀血者不宜用，孕妇及月经期女性忌用。

【歌诀】血竭味咸，跌仆损伤，疮痈肿毒，破血力强。

土 鳖 虫
《神农本草经》

【来源】本品为鳖蠊科动物地鳖 *Eupolyphaga sinensis* Walker. 和冀北地鳖 *Seeleophaga plancyi*（Boleny）. 的雌虫干燥体。全国各地均有，主产于湖南、湖北、江苏、河南等地，野生或人工饲养。捕捉后用沸水烫死，晒干或烘干入药。亦称"䗪虫""土鳖甲""土元"。

【性味归经】咸，寒；有小毒。归肝经。

【功效】破血逐瘀，续筋接骨。

【主治】

1. 跌打损伤，筋伤骨折，瘀肿疼痛。

2. 血瘀经闭，产后瘀滞腹痛，积聚痞块。

【用量用法】煎服，3～10g；研末服，1～1.5g，黄酒送服。外用适量。

【使用注意】孕妇忌服。

【歌诀】土元咸寒，活血通经，破血消癥，续筋接骨。

自 然 铜
《雷公炮炙论》

【来源】本品为天然黄铁矿，主含二硫化铁（FeS_2）。主产于四川、湖南、云南、广东等地。全年均可采集。采后除去杂质，砸碎，以火煅透，醋淬，研末或水飞用。

【性味归经】辛，平。归肝经。

【功效】散瘀止痛，接骨疗伤。

【主治】

跌打损伤，骨折筋断，瘀肿疼痛。

【用量用法】煎服，10~15g。入丸、散，醋淬研末服，每次0.3g。外用适量。

【使用注意】不宜久服。凡阴虚火旺、血虚无瘀者慎用。

【歌诀】自然铜辛，续筋接骨，能散瘀血，又善止疼。

骨 碎 补

《药性论》

【来源】本品为水龙骨科植物槲蕨 *Drynaria fortunei*（Kunze）J. Sm. 或中华槲蕨 *Drynaria baronii*（Christ）Diels 的干燥根茎。主产于西南、中南、浙江及福建等地。全年均可采挖，除去叶及鳞片，洗净，切片，晒干，生用。

【性味归经】苦，温。归肝、肾经。

【功效】活血续伤，补肾强骨。

【主治】

1. 跌打损伤或创伤，筋骨损伤，瘀滞肿痛。

2. 肾虚腰痛脚弱，耳鸣耳聋，牙痛，久泄。

【常用药对】

骨碎补配伍补骨脂，补肾强骨，治疗肾虚引起的腰痛脚软。

【用量用法】煎服，10~15g。外用适量，研末调敷或鲜品捣敷，亦可浸酒擦患处。

【使用注意】阴虚火旺、血虚风燥者慎用。

【歌诀】骨碎补温，接骨疗伤，活血补肾，尤善治骨。

第四节　破血消癥药

凡药性峻猛，以破血逐瘀为主要功效的药物，称为破血逐瘀药。

本类药物味多辛苦，虫类药居多，兼有咸味，归肝经血分。

药性峻猛，走而不守，能破血逐瘀、消癥散积。主治癥瘕积聚，亦可用于血瘀经闭、瘀肿疼痛、偏瘫等症。

应用本类药物时，常配伍行气药以加强其破血消癥之效，或配伍攻下药以增强其攻逐瘀血之力。

本类药物药性峻猛，大多有毒，易耗气、动血、伤阴，所以凡出血证、阴血亏虚、气虚体弱者及孕妇，当忌用或慎用。

莪 术
《药性论》

【来源】本品为姜科植物蓬莪术 *Curcuma phaeocaulis* Valeton 的干燥根茎。主产于广东、浙江、四川等地。冬季采挖，蒸至或煮至透心，晒干。切片生用或醋炙入药。

【性味归经】辛、苦，温。归肝、脾经。

【功效】破血行气，消积止痛。

【主治】

1. 癥瘕积聚、经闭及心腹瘀痛。

2. 食积脘腹胀痛。

【用量用法】煎服，3～15g。醋炙后可加强祛瘀止痛作用。外用适量。

【使用注意】孕妇及月经过多者忌用。

【歌诀】莪术苦温，善破癥瘕，消瘀止痛，通经最宜。

三 棱
《本草拾遗》

【来源】本品为黑三棱科多年生草本植物黑三棱 *Sparganium stoloniferum* Buch. -Ham. 的块茎。主产于江苏、山东、河南、江西等地。冬季至次年春季采挖，洗净削去外皮，晒干，切片或醋炙入药。

【性味归经】辛、苦，平。归肝、脾经。

【功效】破血行气，消积止痛。

【主治】

所治病证与莪术基本相同，常相须为用。然三棱偏于破血，莪术偏于破气。

【用量用法】煎服，3～10g。醋炙后可加强祛瘀止痛作用。

【使用注意】孕妇及月经过多者忌用。

【歌诀】三棱味苦，破血消癥，气滞作痛，虚者当忌。

水　蛭
《神农本草经》

【来源】本品为环节动物水蛭科蚂蟥 *Whitmania pigra* Whitman、水蛭 *Hirude nipponica* Whitman 或柳叶蚂蟥 *W. acranulata* Whitman 的全体。

【性味归经】咸、苦，平；有小毒。归肝经。

【功效】破血通经，逐瘀消癥。

【主治】

癥瘕积聚，跌打损伤，血瘀经闭等。力峻效宏，为破血消癥之良药。

【用量用法】煎服，1.5～3g。或将活水蛭放于瘀肿局部以吸瘀血消肿。

【使用注意】孕妇及月经过多者忌用。

【歌诀】水蛭味咸，破血通经，逐瘀消癥，折伤可痊。

虻　虫
《神农本草经》

【来源】本品为虻科昆虫复带虻或其他同属昆虫的雌性全虫。各地均有，而以畜牧区为主。6～8月间捕捉。用蝇拍轻轻拍取，用线穿起，晒干或阴干。生用或炒用。

【性味归经】苦，微寒；有小毒。归肝经。

【功效】破血祛瘀通经。

【主治】

1. 癥瘕积聚，血瘀经闭等症。
2. 跌打损伤，血瘀肿痛。

【用量用法】煎服，1~1.5g。焙干研末服，0.3~0.6g。以米炒或焙干后使用为宜。外用适量。

【使用注意】孕妇及体虚无瘀滞、腹泻者忌用。

【歌诀】虻虫微寒，逐瘀散结，癥瘕积聚，药性猛烈。

穿山甲
《名医别录》

【来源】本品为鲮鲤科动物鲮鲤 *Manis pentadactyla* Linnaeus 的鳞甲。主产于广西、云南、广东等地。全年均可捕捉，然以春季多蚁处易寻。捕得后杀死置沸水中略烫，取下鳞甲，洗净，晒干。同时与砂同炒至松泡而呈黄色，或炒后再加入醋略浸，晒干备用。

【性味归经】辛、咸，微寒。归肝、胃经。

【功效】活血祛瘀，通经下乳，消肿排脓，搜风通络。

【主治】

1. 癥瘕积聚、血滞经闭及风湿痹痛等。本品善于走窜行散，活血通络、祛瘀散结之力较强，能内达脏腑经络，通过活血而收软坚散结、通经活络之效。

2. 产后因乳脉不通所致的乳汁不下或乳汁少。本品能通乳脉以下乳汁。治此症常与通脉下乳的王不留行同用，前人有"穿山甲，王不留，妇人服了乳长流"之说。

3. 痈肿疮毒、瘰疬等。本品既能活血祛瘀，又善消肿排脓，可使疮痈未成脓者消肿，已成脓者速溃，为临床治疮疡之常用药物。又因兼通乳脉，对于因乳脉不通、乳汁不下而成乳痈者，最为适宜。

【常用药对】

穿山甲配伍王不留行，活血通乳，治疗产后乳少、乳汁不下证。

【用量用法】煎服，3~15g；研末服，每次1~1.5g，每日2~3次。生穿山甲质硬不易粉碎及煎煮，并有腥臭气，多不直接入药。多以砂炒为炮山甲入药。

【使用注意】孕妇忌服。

【歌诀】穿山甲咸，活血祛瘀，吹奶肿痛，搜风通络。

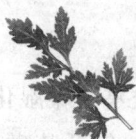

第十八章 化痰止咳平喘药

凡能祛痰或消痰，以治疗"痰证"为主的药物，称化痰药；以制止或减轻咳嗽和喘息为主要作用的药物，称为止咳平喘药。

化痰药每兼止咳、平喘作用，而止咳平喘药又每兼化痰作用，病证上痰、咳、喘三者相互兼杂，根据药物作用的不同，可分为温化寒痰药、清化热痰药、止咳平喘药。

适应范围：1. 化痰药——痰证。咳喘痰多——痰阻于肺；昏厥、癫痫——痰蒙心窍；眩晕——痰蒙清阳；睡眠不安——痰扰心神；中风、惊厥——肝风夹痰；肢体麻木，半身不遂，口眼歪斜——痰阻经络；瘰疬、瘿瘤——痰火互结；阴疽流注——痰凝肌肉，流注骨节等。痰者，既是病理产物，又是致病因素，它"随气升降，无处不到"，所以痰的病证甚多。2. 止咳平喘药——各种咳嗽和喘息，包括外感、内伤所致。

选药及配伍：根据病情的不同、药物的不同功效，选择相应的药物。咳喘每多夹痰，痰多易发咳嗽，故化痰、止咳、平喘三者常配伍同用。再则应根据痰、咳、喘的不同病因病机而配伍，以治病求本，标本兼顾。外感而致者，当配伍解表散邪药；火热而致者，应配清热泻火药；里寒者，配温里散寒药；虚劳者，配补虚药。癫痫、惊厥、眩晕、昏迷者，则当配平肝息风、开窍、安神药；痰核、瘰疬、瘿瘤者，配伍软坚散结之品；阴疽流注者，配伍温阳通滞散结之品。"脾为生痰之源"，脾虚则津液不归正化而聚湿生痰，故常配伍健脾燥湿药同用，以标本兼顾。因痰易阻滞气机，"气滞则痰凝，气行则痰消"，故常配伍理气药同用，以加强化痰之功。

使用注意：①某些温燥之性强烈的刺激性化痰药，凡痰中带血等有出血倾向者，宜慎用；②麻疹初起有表邪之咳嗽，不宜单投止咳药，当以疏解清宣为主，以免恋邪而致久喘不已及影响麻疹之透发，尤忌收敛及温燥之药。

第一节 温化寒痰药

本类药物多辛苦温燥，主归肺、脾、肝经，有温肺祛寒、燥湿化痰之功，部分药物外用有消肿止痛的作用。适应于寒痰、湿痰证。包括咳嗽气喘、痰多色白、苔腻，以及由寒痰、湿痰所致的眩晕、肢体麻木、阴疽流注、疮痈肿毒。配伍温散寒邪、燥湿健脾的药物，达到温化寒痰、湿痰的目的。温燥之性的温化寒痰药，不宜用于治疗热痰、燥痰之证。

半 夏
《神农本草经》

【来源】本品为天南星科多年生草本植物半夏 *Pinellia ternata*（Thunb.）Breit. 的块茎。主产于四川、湖北、江苏等地。夏、秋二季茎叶茂盛时采挖。除去外皮及须根，晒干，为生半夏。一般用姜汁、明矾炮制后入药。

【性味归经】辛，温；有毒。归脾、胃、肺经。

【功效】燥湿化痰，降逆止呕，消痞散结；外用消肿止痛。

【主治】

1. 湿痰，寒痰证。本品味辛性温而燥，为燥湿化痰、温化寒痰之要药。尤善治脏腑之湿痰。

2. 呕吐。半夏味苦降逆和胃，为止呕要药。各种原因的呕吐，皆可随证配伍应用。

3. 心下痞，结胸，梅核气。

4. 瘿瘤、痰核、痈疽肿毒及毒蛇咬伤。本品内服能消痰散结，外用能消肿止痛。

【常用药对】

1. 半夏配伍瓜蒌，宽胸散结，治疗胸痹证。

2. 半夏配伍厚朴，行气散结，治疗梅核气。

3. 半夏配伍竹茹，止呕，治疗胃热呕吐。

4. 半夏配伍陈皮，燥湿化痰，治疗湿痰证。

【用量用法】煎服，3～10g，一般宜制过用。炮制品中有姜半夏、法半夏等。其中，姜半夏长于降逆止呕，法半夏长于燥湿且温性较弱，半夏曲则有化痰消食之功，竹沥半夏能清化热痰，主治热痰、风痰之证。外用适量。

【使用注意】不宜与乌头类药材同用。其性温燥，阴虚燥咳、血证、热痰、燥痰应慎用。

【歌诀】半夏味辛，燥湿化痰，降逆止呕，消痞散结。

天 南 星
《神农本草经》

【来源】本品为天南星科植物异叶天南星 *Arisaema heterophyllum* Blume 的块茎。主产于河南、江苏、辽宁等地。秋、冬二季采挖，生用或制用。

【性味归经】苦、辛，温；有毒。归肺、肝、脾经。

【功效】燥湿化痰，祛风解痉；外用散结消肿。

【主治】

1. 湿痰，寒痰证。

2. 风痰眩晕，中风，癫痫，破伤风。

3. 痈疽肿痛，蛇虫咬伤。

【常用药对】

1. 天南星配伍半夏，燥湿化痰，治疗湿痰证。

2. 天南星配伍防风，祛风止痉，治疗破伤风。

【用量用法】煎服，3～10g，多制用。外用适量。

【使用注意】阴虚燥痰者及孕妇忌用。

【歌诀】天南星辛，燥湿化痰，祛风止痉，消肿散结。

【附药】胆南星　为制天南星粉末与牛、羊或猪的胆汁经过加工而成，或用生天南星粉末与上述胆汁经过发酵加工而成。苦、微辛，凉。归肺、肝、脾经。功效为清热化痰，息风止痉，主要治疗痰热咳嗽、中风、癫痫等症。煎服，3～6g。

禹白附

《中药志》

【来源】本品为天南星科多年生草本植物独角莲 *Typhonium giganteum* Engl. 的块茎。主产于河南、甘肃、湖北等地。秋季采挖，用硫黄熏过后，晒干生用或用白矾、生姜制后切片用。又名"白附子"。

【性味归经】辛、甘，温；有毒。归胃、肝经。

【功效】祛风痰，止痉，止痛，解毒散结。

【主治】

1. 中风痰壅，口眼㖞斜，惊风癫痫，破伤风，善于治疗头面风痰。

2. 痰厥头痛、眩晕。

3. 瘰疬痰核，毒蛇咬伤。

【常用药对】

白附子配伍全蝎，祛风止痉，治疗风中经络之口眼㖞斜。

【用量用法】煎服，3～5g；研末服0.5～1g，宜炮制后使用。外用适量。

【使用注意】本品辛温燥烈，阴虚血虚动风或热盛动风者及孕妇不宜用。生品一般不内服。过量可致中毒。

【歌诀】白附辛温，治面百病，中风痰证，解毒散结。

白 芥 子

《名医别录》

【来源】本品为十字花科植物白芥 *Sinapis alba* L. 的干燥成熟果实。主产于安徽、河南等地。夏末秋初时采收。晒干，生用或炒用。

【性味归经】辛，温。归肺、胃经。

【功效】温肺化痰，利气散结，通络止痛。

【主治】

1. 寒痰喘咳，悬饮。尤善治皮里膜外之痰。

2. 阴疽流注，肢体麻木，关节肿痛。

【常用药对】

1. 白芥子配伍莱菔子、苏子，组成三子养亲汤，治疗寒痰咳喘。

2. 白芥子配伍肉桂，组成阳和汤，治疗阴疽流注证。

【用量用法】 煎服，3～6g。外用适量，研末调敷，或作发泡用。

【使用注意】 本品辛温走散，耗气伤阴，久咳肺虚及阴虚火旺者忌用；消化道溃疡、出血者及皮肤过敏者忌用。用量不宜过大。

【歌诀】 白芥子辛，温肺化痰，利气散结，通络止痛。

旋 覆 花

《神农本草经》

【来源】 本品为菊科多年生草本植物旋覆花 Inula japonica Thunb. 或欧亚旋覆花 I. britannica L. 的头状花序。主产于河南、河北、江苏等地。夏、秋二季花开时采收。阴干或晒干，生用或蜜炙用。

【性味归经】 苦、辛、咸，微温。归肺、胃经。

【功效】 降气化痰，降逆止呕。

【主治】

1. 咳喘痰多，痰饮蓄结，胸膈痞满。

2. 噫气，呕吐。

【常用药对】

1. 旋覆花配伍代赭石，治疗胃气上逆证。

2. 旋覆花配伍桑白皮，治疗痰热证。

【用量用法】 煎服，3～10g；布包。

【使用注意】 阴虚劳嗽、津伤燥咳者忌用。又因本品有绒毛，易刺激咽喉作痒而致呛咳呕吐，故须布包入煎。

【歌诀】 旋覆花苦，行水化痰，降逆止呕，入汤包煎。

第二节 清化热痰药

本类药物多寒凉，有清化热痰之功，部分药物质润，兼能润燥，部分药物味咸，兼能软坚散结。

适应证：热痰证、燥痰证。咳嗽气喘，痰黄质稠者；若痰稠难咯、唇舌干燥之燥痰证，宜选质润之润燥化痰药；痰热癫痫、中风惊厥、瘿瘤、痰火瘰疬等，宜配伍清热泻火、养阴润肺药，以达到清化热痰、清润燥痰的目的。寒痰与湿痰证不宜用。

瓜　蒌
《神农本草经》

【来源】本品为葫芦科植物瓜蒌 *Trichosanthes kirilowii* Maxim. 或双边瓜蒌 *Trichosanthes rosthornii* Harms 的干燥成熟果实。主产于河北、河南、安徽、浙江、山东等地。秋季果实成熟时采收，干燥，生用或炒用。

【性味归经】甘、微苦，寒。归肺、胃、大肠经。

【功效】清热化痰，利气宽胸，散结消痈，润肠通便。

【主治】

1. 痰热咳喘。

2. 胸痹，结胸。

3. 肺痈，肠痈，乳痈。

4. 肠燥便秘。

【常用药对】

1. 瓜蒌配伍薤白，治疗胸痹证。

2. 瓜蒌配伍鱼腥草，治疗肺痈。

3. 瓜蒌配伍火麻仁，治疗肠燥便秘。

【用量用法】煎服，全瓜蒌 10～20g，瓜蒌皮 6～12g，瓜蒌仁 10～15g，打碎入煎。

【使用注意】本品甘寒而滑，脾虚便溏者及寒痰、湿痰证忌用。不宜与乌头类药材同用。

【歌诀】瓜蒌苦寒，清热化痰，宽胸散结，润肠通便。

【鉴别用药】本品入药又有全瓜蒌、瓜蒌皮、瓜蒌仁之分。瓜蒌皮之功，重在清热化痰，宽胸理气；瓜蒌仁之功重在润燥化痰，润肠通便；全瓜蒌则兼有瓜蒌皮、瓜蒌仁之功效。

桔　梗
《神农本草经》

【来源】本品为桔梗科多年生草本植物桔梗 *Platycodon grandiflorum*（Jaoq.）A. DC. 的根。主产于东北、华北地区。春、秋二季采挖。晒干，生用。

【性味归经】苦、辛，平。归肺经。

【功效】宣肺，祛痰，利咽，排脓。

【主治】

1. 咳嗽痰多，胸闷不畅。

2. 咽喉肿痛，失音。

3. 肺痈吐脓。

【常用药对】

1. 桔梗配伍甘草，治疗咽痛失音。

2. 桔梗配伍鱼腥草，治疗肺痈。

【用量用法】煎服，3～10g；或入丸、散。

【使用注意】本品性升散，凡气机上逆，呕吐、呛咳、眩晕、阴虚火旺咳血等不宜用，胃、十二指肠溃疡者慎服。用量过大易致恶心呕吐。

【歌诀】桔梗味苦，疗咽肿痛，载药上行，祛痰排脓。

川　贝　母
《神农本草经》

【来源】本品为百合科多年生草本植物川贝母 *Fritillaria cirrhosa* D. Don、暗紫贝母 *F. unibracteata* Hsiao et K. C. Hsia、甘肃贝母 *F. przewalskii* Maxim. 或梭砂贝母 *F. delavayi* Franch. 的鳞茎。主产于四川、青海、云南、甘肃等地。夏、秋二季采挖。晒干，生用。又名"小贝"。

【性味归经】苦、甘，微寒。归肺、心经。

【功效】清热化痰，润肺止咳，散结消肿。

【主治】

1. 虚劳咳嗽，肺热燥咳。尤宜于内伤久咳，燥痰、热痰之证。

2. 瘰疬, 乳痈, 肺痈。

【常用药对】

1. 川贝母配伍知母, 治疗肺燥咳嗽。

2. 川贝母配伍牡蛎, 治疗瘰疬。

【用量用法】 煎服, 3~10g; 研末服 1~2g。

【使用注意】 不宜与乌头类药物同用。脾胃虚寒及有湿痰者不宜用。

【歌诀】 川贝苦寒, 清热化痰, 润肺止咳, 散结消肿。

浙 贝 母
《本草正》

【来源】 本品为百合科植物浙贝母 *Fritillaria thunbergii* Miq. 的干燥鳞茎。又名"大贝"。晒干, 生用。

【性味归经】 苦, 寒。归肺、心经。

【功效】 清热化痰, 散结消痈。

【主治】

1. 风热、痰热咳嗽。

2. 瘰疬, 瘿瘤, 乳痈疮毒, 肺痈。

【用量用法】 煎服, 3~10g。

【使用注意】 不宜与乌头类药物同用。脾胃虚寒及有湿痰者不宜用。

【歌诀】 浙贝苦寒, 入心与肺, 清热化痰, 散结消痈。

前 胡
《名医别录》

【来源】 本品为伞形科植物白花前胡 *Peucedanum praeruptorum* Dunn 或紫花前胡 *Peucedanum decursivum* Maxim. 的干燥根。冬季至次春采挖, 晒干, 生用或蜜炙用。

【性味归经】 苦、辛, 微寒。归肺经。

【功效】 降气化痰, 疏散风热。

【主治】

1. 痰热咳喘。

2. 风热咳嗽。

【用量用法】煎服，6~10g；或入丸、散。

【歌诀】前胡微寒，宁嗽化痰，寒热头痛，痞闷能安。

竹　茹
《名医别录》

【来源】本品为禾本科植物青秆竹 *Bambusa tuldoides* Munro 、大头典竹 Sinocalamus beecheyanus（Munro）McClure var. pubescens P. F. Li 或 淡 竹 *Phyllostachys nigr* var. henonis Stapf 茎秆的干燥中间层。主产于长江流域和南方各省。全年均可采制，取新鲜茎，刮去外层青皮，然后将中间层刮成丝状，摊放阴干。生用、炒用或姜汁炙用。

【性味归经】甘，微寒。归肺、胃经。

【功效】清热化痰，除烦止呕。

【主治】

1. 痰热、肺热咳嗽，痰热心烦不寐。

2. 胃热呕吐，妊娠恶阻。

【常用药对】

竹茹配伍黄连，治疗胃热呕吐。

【用量用法】煎服，6~10g。生用清化痰热，姜汁炙用止呕。

【歌诀】竹茹止呕，能除寒热，胃热呕逆，不寐安歇。

海　藻
《神农本草经》

【来源】本品为马尾藻科植物海蒿子 *Sargassum pallidnm*（Turn.）C. Ag. 或羊栖菜 *Sargassum fusiforme*（Harv.）Setch. 的干燥藻体。

【性味归经】咸，寒。归肝、肾经。

【功效】消痰软坚，利水消肿。

【主治】

1. 瘿瘤，瘰疬，睾丸肿痛。

2. 痰饮水肿。

【用量用法】煎服，10～15g。

【使用注意】一般认为反甘草，但临床也有配伍同用者。

【歌诀】海藻味咸，消痰软坚，利水消肿，瘰疬能除。

昆　布
《名医别录》

【来源】本品为海带科植物海带 *Laminaria japonica* Aresch. 或翅藻科植物昆布 *Ecklonia kurome* Okam. 的干燥叶状体。

【性味归经】咸，寒。归肝、肾经。

【功效】消痰软坚，利水消肿。

【主治】同海藻，常与海藻相须而用。

【用量用法】煎服，6～12g。

【歌诀】昆布味咸，实为海带，消痰软坚，利水消肿。

胖　大　海
《本草纲目》

【来源】本品为梧桐科植物胖大海 *Sterculia lychnophora* Hance 的干燥成熟种子。主产于泰国、柬埔寨、马来西亚等国。果实成熟开裂时采收种子。晒干，生用。

【性味归经】甘、寒。归肺、大肠经。

【功效】清肺利咽，润肠通便。

【主治】

1. 咽痛喑哑、咳嗽等。

2. 肠燥便秘。

【用量用法】沸水泡服或煎服，2～4枚。

【歌诀】胖大海寒，清肺利咽，润肠通便，便溏慎用。

第三节　止咳平喘药

本类药物大多苦泄，辛散或甘润，药性寒、温，或平，主入肺经，能宣肺、降肺、清肺、润肺或化痰而止咳平喘，主治咳喘之证。咳喘证又有寒、热、虚、实之不同，外感、内伤之异。临床应用时须审证求因，选择适宜的药物，并作相应的配伍。

苦杏仁
《神农本草经》

【来源】　本品为蔷薇科植物山杏 Prunus armeniaca L. var. ansu Maxim. 、西伯利亚杏 Prunus sibirica L. 、东北杏 Prunus mandshurica（Maxim.）Koehne 或杏 Prunus armeniaca L. 的干燥成熟种子。主产于东北、华北、西北等地区。夏季采收，晒干。生用或炒、煨用。用时捣碎。

【性味归经】　苦，微温；有小毒。归肺、大肠经。

【功效】　止咳平喘，润肠通便。

【主治】

1. 咳嗽气喘。主入肺经，味苦降泄，肃降兼宣发肺气而能止咳平喘，为治咳喘之要药，随证配伍可治多种咳喘病证。

2. 肠燥便秘。

【常用药对】

1. 苦杏仁配伍生石膏，治疗肺热咳喘。

2. 苦杏仁配伍火麻仁，治疗肠燥便秘。

【用量用法】　煎服，3~10g，宜打碎入煎，或入丸、散。

【使用注意】　阴虚咳喘及大便溏泻者忌用。本品有小毒，用量不宜过大；婴儿慎用。

【歌诀】　杏仁味苦，稍有小毒，止咳平喘，润肠通便。

紫 苏 子
《名医别录》

【来源】本品为唇形科植物紫苏 *Perilla frutescens* (L.) Britt. 的干燥成熟果实。主产于江苏、安徽、河南等地。秋季采收。晒干，生用或微炒。用时捣碎。

【性味归经】辛，温。归肺、大肠经。

【功效】降气化痰，止咳平喘，润肠通便。

【主治】

1. 咳喘痰多。

2. 肠燥便秘。

【常用药对】

1. 紫苏子配伍莱菔子，治疗寒痰咳喘。

2. 紫苏子配伍杏仁，治疗肠燥便秘。

【用量用法】煎服，5～10g；煮粥食或入丸、散。

【使用注意】阴虚喘咳及脾虚便溏者慎用。

【歌诀】苏子辛温，降气化痰，止咳平喘，润肠通便。

百 部
《名医别录》

【来源】本品为百部科植物直立百部 *Stemona sessilifolia* (Miq.)、蔓生百部 *Stemona japonica* (Bl.) Miq. 或对叶百部 *Stemona tuberosa* Lour. 的干燥块根。主产于华东、中南、华南等地区。春、秋二季采挖，置沸水中略烫或蒸至无白心，晒干，切片。生用或蜜炙用。

【性味归经】甘、苦，微温。归肺经。

【功效】润肺止咳，杀虫灭虱。

【主治】

1. 新久咳嗽，百日咳，肺痨咳嗽。

2. 蛲虫、阴道滴虫、头虱及疥癣等。

【用量用法】煎服，5～15g。外用适量。久咳虚嗽宜蜜炙用。

【歌诀】百部苦温，骨蒸劳瘵，灭虱杀虫，久嗽功大。

紫　菀
《神农本草经》

【来源】本品为菊科植物紫菀 *Aster tataricus* L. f. 的干燥根及根茎。春、秋二季采挖，除去有节的根茎，编成辫状晒干，切厚片生用，或蜜炙用。

【性味归经】苦、辛、甘，微温。归肺经。

【功效】润肺化痰止咳。

【主治】

咳嗽有痰。本品甘润苦泄，性温而不热，质润而不燥，长于润肺下气，开肺郁，化痰浊而止咳。对咳嗽之证，无论外感、内伤，病程长短，寒热虚实，皆可用之。

【用量用法】煎服，5~10g。外感暴咳生用，肺虚久咳蜜炙用。

【歌诀】紫菀辛甘，咳逆痰喘，肺痈吐脓，寒热并济。

枇　杷　叶
《名医别录》

【来源】本品为蔷薇科植物枇杷 *Eriobotrya japonica*（Thunb.）Lindl. 的干燥叶。主产于广东、江苏、浙江、福建、湖北等地。全年均可采收，晒干，刷去毛，切丝生用或蜜炙用。

【性味归经】苦，微寒。归肺、胃经。

【功效】清肺止咳，降逆止呕。

【主治】

1. 肺热咳嗽，气逆喘急。

2. 胃热呕吐，哕逆。

【常用药对】

1. 枇杷叶配伍黄连，治疗胃热呕吐。

2. 枇杷叶配伍黄芩，治疗肺热咳嗽。

【用量用法】煎服，5~10g，止咳宜炙用，止呕宜生用。

【歌诀】杷叶苦寒，入肺与胃，清肺止咳，降逆止呕。

款 冬 花
《神农本草经》

【来源】本品为菊科植物款冬 *Tussilago farfara* L. 的干燥花蕾。主产于河南、甘肃、山西等地。12 月或地冻前花尚未出土时采挖。阴干，生用或蜜炙用。

【性味归经】辛、微苦，温。归肺经。

【功效】润肺下气，止咳化痰。

【主治】多种咳嗽有痰。

【用量用法】煎服，5～10g。外感暴咳宜生用，内伤久咳宜炙用。

【歌诀】冬花甘温，止咳化痰，润肺下气，除烦补劳。

【用药鉴别】款冬花、紫菀　其性皆温，但温而不燥，既可化痰，又能润肺，咳嗽无论寒热虚实、病程长短均可用之。前者重在止咳，后者尤善祛痰。古今治咳喘诸方中，二者每多同用，则止咳化痰之效益彰。

桑 白 皮
《神农本草经》

【来源】本品为桑科植物桑 *Morus alba* L. 的干燥根皮。全国大部分地区均产，主产于安徽、河南、浙江、江苏、湖南等地。秋末叶落时至次春发芽前采挖根部，剥取根皮，晒干。生用或蜜炙用。

【性味归经】甘，寒。归肺经。

【功效】泻肺平喘，利水消肿。

【主治】

1. 肺热咳喘。本品性甘寒性降，主入肺经，能清泻肺火，兼泻肺中水气而平喘。

2. 水肿。

【常用药对】

1. 桑白皮配伍地骨皮，治疗肺热咳喘。

2. 桑白皮配伍茯苓皮，治疗水肿。

【用量用法】煎服，5～15g。泻肺利水，平肝清火宜生用；肺虚咳嗽宜蜜炙用。

【歌诀】桑白皮寒，泻肺平喘，利水消肿，其功不浅。

葶 苈 子
《神农本草经》

【来源】本品为十字花科植物独行菜 *Lepidium apetalum* Willd. 或播娘蒿 *Descurainia sophia*（L.）Webb ex Prantl 的干燥成熟种子。夏季采收，生用或炒用。

【性味归经】苦、辛，大寒。归肺、膀胱经。

【功效】泻肺平喘，利水消肿。

【主治】

1. 痰涎壅盛，喘息不得平卧。苦降辛散，性寒清热，专泻肺中水饮及痰火而平喘咳。

2. 水肿，悬饮，胸腹积水，小便不利。

【常用药对】

葶苈子配伍大枣，组成葶苈大枣泻肺汤，治疗痰涎壅盛之咳喘。

【用量用法】煎服，5～10g，宜布包煎。研末服，3～6g。炒用药性较缓。

【歌诀】葶苈苦寒，泻肺平喘，利水消肿，治喘肺痈。

【鉴别用药】桑白皮与葶苈子　均能泻肺平喘，利水消肿，治疗肺热及肺中水气，痰饮咳喘以及水肿，常相须为用。桑白皮甘寒，药性较缓，长于清肺热，降肺火，多用于肺热咳喘、痰黄及皮肤水肿；而葶苈子力峻，重在泻肺中水气、痰涎，对邪盛喘满不得卧者尤宜，其利水力量也强，可兼治鼓胀、胸腹积水之证。

白 果
《日用本草》

【来源】本品为银杏科乔木植物银杏 *Gimkgo biloba* L. 的成熟种子。主产于广西、四川、河南等地。秋季种子成熟时采收。除去肉质外种皮，洗净，稍蒸或略煮后，烘干。生用或炒用。

【性味归经】甘、苦、涩，平；有毒。归肺经。

【功效】敛肺化痰定喘，止带缩尿。

【主治】

1. 哮喘痰嗽。

2. 带下，白浊，尿频，遗尿。

【常用药对】

白果配伍山药，治疗脾肾亏虚之带下。

【用量用法】煎服，5~10g，捣碎。

【使用注意】本品有毒，不可多用，小儿尤当注意。过食白果可致中毒，出现腹痛、吐泻、发热、紫绀以及昏迷、抽搐，严重者可呼吸麻痹而死亡。

【歌诀】白果甘苦，多用有毒，敛肺定喘，缩尿止带。

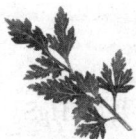

第十九章 安 神 药

凡以安定神志、治疗心神不宁病证为主的药物，称安神药。

本类药物的药性特点：主入心、肝经，具有镇静安神或养心安神之效；某些药物还兼有清热解毒、平肝潜阳、纳气平喘、敛汗、润肠、祛痰等作用。

适应证：①主治心神不宁的心悸怔忡、失眠多梦及惊风、癫狂等病证；②部分又可治热毒疮肿、阳亢眩晕、自汗盗汗、肠燥便秘、痰多咳喘等症。

本类药物可分为重镇安神药及养心安神药两类。

选药及配伍：①实证的心神不安，使用重镇安神药。火热所致者，可配伍清泻心火、疏肝解郁、清肝泻火药物；痰所致者，与祛痰开窍药物配伍；血瘀所致者，与活血化瘀药配伍；肝阳上扰者，与平肝潜阳药配伍；癫狂、惊风等症，应以化痰开窍或平肝息风药为主。本类药物多作为辅药应用。②虚证心神不安，使用养心安神药物。血虚阴亏者，与补血、养阴药物配伍；心脾两虚者，与补益心脾药配伍；心肾不交者，与滋阴降火、交通心肾之品配伍。

使用注意：本类药物多属对症治标之品，特别是矿石类重镇安神药及有毒药物，只宜暂用，不可久服，应中病即止。矿石类安神药，如作丸、散剂服时，须配伍养胃健脾之品，以免伤胃耗气。

第一节 重镇安神药

本类药物多为矿石、化石、介类药物，具有质重沉降之性。重则能镇，重可祛怯，故有镇安心神、平惊定志、平肝潜阳等作用。主要用于治疗心火炽盛、痰火扰心、肝郁化火及惊吓等引起的实证心神不宁、心悸失眠及惊痫、眩晕等症。

朱 砂

《神农本草经》

【来源】本品为汞化合物类矿物辰砂族辰砂，主要含 HgS。主产于湖南、四川、贵州、云南等地，以产于古之辰州（今湖南沅陵）者为道地药材。采挖后，选取纯净者，用磁铁吸净含铁的杂质，再用水淘去杂石和泥沙，研细水飞。晒干装瓶备用。

【性味归经】甘，微寒；有毒。归心经。

【功效】镇心安神，（外用）解毒消肿。

【主治】

1. 心神不宁，心悸，失眠。

2. 惊风，癫痫。

3. 疮疡肿毒，咽喉肿痛，口舌生疮。

【常用药对】

1. 朱砂配伍黄连，治疗心火亢盛之心神不安、心悸失眠等。

2. 朱砂配伍冰片，外用治疗咽喉肿痛、口舌生疮。

【用量用法】内服，只宜入丸、散服，每次 0.1～0.5g，不宜入煎剂。外用适量。

【使用注意】本品有毒，内服不可过量或持续服用，孕妇及肝功能不全者禁服。入药只宜生用，忌火煅。

【歌诀】朱砂甘寒，色红有毒，内服镇心，外用消肿。

磁 石

《神农本草经》

【来源】本品为氧化物类矿物尖晶石族磁铁矿。主含四氧化三铁（Fe_3O_4）。主产于江苏、山东、辽宁、广东、安徽、河北等地。采挖后，除去杂质。生用或醋淬研细用。

【性味归经】咸，寒。归心、肝、肾经。

【功效】镇惊安神，平肝潜阳，聪耳明目，纳气平喘。

【主治】

1. 心神不宁，惊悸，失眠，癫痫。

2. 头晕目眩。

3. 耳鸣耳聋，视物昏花。

4. 肾虚气喘。

【常用药对】

1. 磁石配伍神曲，治疗肾虚肝旺引起的心神不安证。

2. 磁石配伍蛤蚧，治疗肾虚喘促。

【用量用法】煎服，15～30g，宜打碎先煎。入丸、散，每次1～3g。

【使用注意】因吞服后不易消化，如入丸、散，不可多服，脾胃虚弱者慎用。

【歌诀】磁石咸寒，潜阳安神，聪耳明目，纳气平喘。

【鉴别用药】磁石、朱砂 均为重镇安神常用药，二药质重性寒入心经，均能镇心安神。然磁石益肾阴、潜肝阳，主治肾虚肝旺、肝火扰心之心神不宁；朱砂镇心、清心而安神，善治心火亢盛之心神不安。

龙 骨

《神农本草经》

【来源】本品为古代哺乳动物如三趾马、犀类、鹿类、牛类、象类等的骨骼化石或象类门齿的化石。前者习称"龙骨"，后者习称"五花龙骨"。主产于山西、内蒙古、河南、河北、陕西等地。全年均可采挖，生用或煅用。

【性味归经】甘、涩，平。归心、肝、肾经。

【功效】镇惊安神，平肝潜阳，收敛固涩。

【主治】

1. 心神不宁，心悸失眠，惊痫癫狂。

2. 肝阳眩晕。

3. 滑脱诸证。

4. 湿疮痒疹，疮疡久溃不敛。

【常用药对】

1. 龙骨配伍牡蛎，治疗阴虚阳亢之眩晕证。

2. 龙骨配伍五味子，治疗滑脱诸症。

【用量用法】煎服，15 ~ 30g，宜先煎。外用适量。镇静安神，平肝潜阳多生用。收敛固涩宜煅用。

【使用注意】湿热积滞者不宜使用。

【歌诀】龙骨甘涩，镇惊安神，平肝潜阳，收敛固涩。

【附药】龙齿　为古代多种大型哺乳动物的牙齿骨骼化石。采挖龙骨时即收集龙齿，刷净泥土，敲去牙床，研碎生用或煅用。性味甘、涩，凉。归心、肝经。功能镇惊安神，主要适用于惊痫癫狂、心悸怔忡、失眠多梦等症。用法、用量与龙骨相同。生龙齿功专镇惊安神，煅龙齿则略兼收涩之性。

第二节　养心安神药

本类药物多为植物类种子、种仁，具有甘润滋养之性，故有滋养心肝、益阴补血、交通心肾等作用。主要适用于阴血不足、心脾两虚、心肾不交等导致的心悸怔忡、虚烦不眠、健忘多梦、遗精、盗汗等症。

酸 枣 仁
《神农本草经》

【来源】本品为鼠李科植物酸枣 *Ziziphus jujuba Mill.* var. spinosa（Bunge）Hu ex H. F. Chou 的干燥成熟种子。主产于河北、陕西、山东等地。秋末冬初采收成熟果实。晒干。生用或炒用，用时捣碎。

【性味归经】甘、酸，平。归心、肝、胆经。

【功效】养心益肝，安神，敛汗。

【主治】

1. 心悸失眠。

2. 自汗，盗汗。

【常用药对】

1. 酸枣仁配伍当归，治疗心肝血虚引起的心悸失眠。

2. 酸枣仁配伍煅牡蛎，治疗自汗、盗汗。

【用量用法】煎服，9～15g。研末吞服，每次1.5～2g。本品炒后质脆易碎，便于煎出有效成分，可增强疗效。

【歌诀】酸枣味酸，敛汗除烦，多眠生用，不寐炒用。

柏子仁
《神农本草经》

【来源】本品为柏科植物侧柏 *Platyladus orientalis*（L.）Franco 的干燥种仁。主产于山东、河南、云南等地。秋冬二季采收成熟种子，晒干，除去种皮，收集种仁。生用或制霜用。

【性味归经】甘，平。归心、肾、大肠经。

【功效】养心安神，润肠通便。

【主治】

1. 心悸失眠。

2. 肠燥便秘。

【常用药对】

1. 柏子仁配伍酸枣仁，治疗心悸失眠。

2. 柏子仁配伍火麻仁，治疗肠燥便秘。

【用量用法】煎服，10～20g。大便溏者宜用柏子仁霜代替柏子仁。

【使用注意】便溏及多痰者慎用。

【歌诀】柏子甘平，补心益气，敛汗润肠，更疗惊悸。

【鉴别用药】柏子仁与酸枣仁皆味甘性平，均有养心安神之功，用治阴血不足、心神失养所致的心悸怔忡、失眠、健忘等症，常相须为用。然柏子仁质润多脂，能润肠通便而治肠燥便秘；酸枣仁安神作用较强，且味酸收敛，止汗作用亦佳，治疗体虚自汗、盗汗较常选用。

远　志
《神农本草经》

【来源】本品为远志科植物远志 *Polygala tenuifolia* Will. 或卵叶远志 *Polygala sibirica* L. 的干燥根。主产于陕西、山西、吉林、河南等地。春、秋二季采挖，晒干。生用或制用。

【性味归经】苦、辛，温。归心、肾、肺经。

【功效】安神益智，祛痰开窍，消散痈肿。

【主治】

1. 失眠多梦，心悸怔忡，健忘。

2. 癫痫惊狂。

3. 咳嗽痰多。

4. 痈疽疮毒，乳房肿痛，喉痹。

【常用药对】

1. 远志配伍石菖蒲，治疗痰阻心窍。

2. 远志配伍丹参，治疗心悸、失眠、健忘。

【用量用法】煎服，3～9g。外用适量。化痰止咳宜炙用。

【使用注意】凡实热或痰火内盛者，以及有胃溃疡或胃炎者慎用。

【歌诀】远志苦温，安神益智，祛痰开窍，消散痈肿。

合 欢 皮

《神农本草经》

【来源】本品为豆科植物合欢 *Albizia julibrissin* Durazz. 的干燥树皮。主产于湖北、江苏、安徽、浙江等地。夏、秋二季剥取。晒干，切段生用。

【性味归经】甘，平。归心、肝、肺经。

【功效】解郁安神，活血消肿。

【主治】

1. 心神不宁，忿怒忧郁，烦躁失眠。

2. 跌打骨折，血瘀肿痛。

3. 肺痈，疮痈肿毒。

【常用药对】

合欢皮配伍制南星，调节自主神经，治疗失眠证。

【用量用法】煎服，6～12g。外用适量。

【使用注意】孕妇慎用。

【歌诀】合欢甘平，归入心肝，解郁安神，活血消肿。

首 乌 藤

《何首乌传》

【来源】本品为蓼科植物何首乌 *Polygonum multiflorum* Thunb. 的干燥藤茎，又名夜交藤。主产于河南、湖北、广西、广东、四川、江苏等地。秋、冬二季采割，晒干、生用。

【性味归经】甘，平。归心、肝经。

【功效】养血安神，祛风通络。

【主治】

1. 心神不宁，失眠多梦。

2. 血虚身痛，风湿痹痛。

3. 皮肤痒疹。

【常用药对】

1. 首乌藤配伍合欢皮，治疗虚烦不眠多梦。

2. 首乌藤配伍鸡血藤，治疗风湿痹痛。

【用量用法】煎服，9~15g。

【歌诀】首乌藤平，失眠宜用，皮肤痒疮，肢体酸痛。

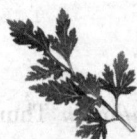

第二十章　平肝息风药

凡以平肝潜阳、息风止痉为主要作用，治疗肝阳上亢或肝风内动病证的药物，称平肝息风药，又叫平肝药。

本类药物的性能特点：皆入肝经，多为介类、昆虫等动物药物，以及矿石类药物。有平肝潜阳、息风止痉之主要功效。部分平肝息风药物质重、性寒沉降，兼有镇惊安神、清肝明目、降逆、凉血等作用，某些息风止痉药物兼有祛风通络之功。《素问·至真要大论》言："诸风掉眩，皆属于肝。"

本类药物可分为两类：①平肝潜阳药，能平抑肝阳；②息风止痉药，能息肝风、止痉抽。

适应范围：①主要用治肝阳上亢、肝风内动的病证；②部分药物又可治心神不宁、目赤肿痛、呕吐、呃逆、喘息、血热出血，以及风中经络之口眼㖞斜、痹痛等症。

本类药物的选择与配伍：使用平肝息风药时，应根据引起肝阳上亢、肝风内动的病因、病机及兼症的不同，进行相应的配伍。阴虚阳亢者，配伍滋养肾阴药物，益阴以制阳；肝火上炎者，配伍清泻肝火药物；兼心神不安、失眠多梦者，配伍安神药物；肝阳化风之肝风内动，应使用息风止痉药配伍平肝潜阳药物；热极生风之肝风内动，配伍清热泻火解毒之品；阴血亏虚之肝风内动，配伍补养阴血药物；脾虚慢惊风，配伍补气健脾药物；兼窍闭神昏者，配伍开窍药；兼痰邪者，配伍祛痰药。

使用注意：本类药物有性偏寒凉或性偏温燥之不同。若脾虚慢惊者，不宜用寒凉之品；阴虚血亏者，当忌温燥之品。

第一节　平抑肝阳药

凡能平抑或潜镇肝阳，主要用治肝阳上亢病证的药物，称平抑肝阳药。又称平肝潜阳药。

性能特点：多为质重之介类（贝壳类）或矿石类药物。有平抑肝阳或平肝潜阳的作用。

适应证：主要用治肝阳上亢证。如头晕目眩、头痛、耳鸣和肝火上攻之面红、口苦、目赤肿痛、烦躁易怒、头痛头昏等症。治肝阳化风，痉挛抽搐及肝阳上扰烦躁不眠者，当分别配伍息风止痉药与安神药。

石 决 明
《名医别录》

【来源】本品为软体动物门鲍科动物杂色鲍（九孔鲍）*Haliotis diversicolor* Reeve、皱纹盘鲍 *Haliotis discus hannai* Ino、羊鲍 *Haliotis ovina Gmelin*、澳洲鲍 *Haliotis ruber*（Leach）、耳鲍 *Haliotis asinina Linnaeus* 或白鲍 *Haliotis laevigata*（Donovan）的贝壳。夏、秋二季捕捉，去肉，洗净，干燥。生用或煅用。

【性味归经】咸，寒。归肝经。

【功效】平肝潜阳，清肝明目。

【主治】

1. 肝阳上亢，头晕目眩。

2. 目赤，翳障，视物昏花。

【常用药对】

1. 石决明配伍钩藤，治疗肝阳上亢证。

2. 石决明配伍夏枯草，治疗肝火上炎证。

【用量用法】煎服，3～15g；应打碎先煎。平肝、清肝宜生用，外用点眼宜煅用、水飞。

【使用注意】本品咸寒易伤脾胃，故脾胃虚寒、食少便溏者慎用。

【歌诀】石决明咸，眩晕目昏，惊风抽搐，明目要药。

珍 珠 母
《本草图经》

【来源】本品为蚌科动物三角帆蚌 *Hyriopsis cumingii*（Lea）、褶纹冠蚌 *Cristaria plicata*（Leach）或珍珠贝科动物马氏珍珠贝 *Pteria martensii*（Dunker）

的贝壳。前两种在全国的江河湖沼均产；后一种主产于海南、广东、广西等沿海地区。全年可采，去肉，洗净，干燥。生用或煅用。用时打碎。

【性味归经】咸，寒。归肝、心经。

【功效】平肝潜阳，安神，定惊明目。

【主治】

1. 肝阳上亢，头晕目眩。

2. 惊悸失眠，心神不宁。

3. 目赤翳障，视物昏花。

【常用药对】

1. 珍珠母配伍龙骨，治疗心悸失眠证。

2. 珍珠母配伍石决明，治疗肝阳上亢证。

【用量用法】煎服，10～25g，宜打碎先煎。或入丸、散剂。外用适量。

【使用注意】本品属镇降之品，故脾胃虚寒者及孕妇慎用。

【歌诀】珍珠母咸，平肝潜阳，重镇安神，定惊明目。

【鉴别用药】珍珠母与石决明 皆为贝类咸寒之品，均能平肝潜阳、清肝明目，用治肝阳上亢、肝经有热之头痛、眩晕、耳鸣及肝热目疾、目昏翳障等症。然石决明清肝明目作用力强，又有滋养肝阴之功，尤适宜于血虚肝热之羞明、目暗、青盲等目疾，及阴虚阳亢之眩晕、耳鸣等症；珍珠母又入心经，有镇惊安神之效，故失眠、烦躁、心神不宁等神志疾病多用之。

牡 蛎
《神农本草经》

【来源】本品为牡蛎科动物长牡蛎 *Ostrea gigas* Thunberg.、大连湾牡蛎 *Ostrea talienwhanensis* Crosse 或近江牡蛎 *Ostrea rivularis* Gould 的贝壳。主产于我国沿海一带，全年均可采收。去肉，洗净，晒干。生用或煅用，用时打碎。

【性味归经】咸，微寒。归肝、胆、肾经。

【功效】平肝潜阳，重镇安神，软坚散结，收敛固涩。

【主治】

1. 肝阳上亢，头晕目眩。

2. 心神不安，惊悸失眠。

3. 痰核，瘰疬，瘿瘤，癥瘕积聚。

4. 滑脱诸症。

此外，煅牡蛎有制酸止痛的作用，可治胃痛泛酸，将其与乌贼骨、浙贝母共为细末，内服取效。

【常用药对】

1. 牡蛎配伍龙骨，软坚散结，治疗瘰疬、瘿瘤。

2. 牡蛎配伍珍珠母，重镇安神，治疗心神不安证。

3. 煅牡蛎配伍煅龙骨，收敛固涩，治疗滑脱诸症。

【用量用法】煎服，9～30g；宜打碎先煎。外用适量。收敛固涩宜煅用，其他宜生用。

【歌诀】牡蛎咸寒，平肝重镇，软坚散结，收敛固涩。

【鉴别用药】龙骨与牡蛎 均有重镇安神、平肝潜阳、收敛固涩的作用，均可治心神不安、惊悸失眠、阴虚阳亢、头晕目眩及各种滑脱症。然龙骨长于镇惊安神，且收敛固涩之力优于牡蛎；牡蛎平肝潜阳功效显著，又有软坚散结之功。

代 赭 石
《神农本草经》

【来源】本品为氧化物类矿物刚玉族赤铁矿。主含三氧化二铁（Fe_2O_3）。主产于山西、山东、河南等地。全年采挖，打碎生用或醋淬研粉用。

【性味归经】苦，寒。归肝、心经。

【功效】平肝潜阳，重镇降逆，凉血止血。

【主治】

1. 肝阳上亢，头晕目眩。

2. 呕吐，呃逆，噫气。

3. 气逆喘息。

4. 血热吐衄，崩漏。

【常用药对】

代赭石配伍旋覆花，重镇降逆，治疗呕吐呃逆。

【用量用法】煎服，10～30g，宜打碎先煎。入丸、散，每次1～3g。外用适量。降逆、平肝宜生用，止血宜煅用。

【使用注意】孕妇慎用。因含微量砷，故不宜长期服用。

【歌诀】赭石苦寒，平肝潜阳，重镇降逆，凉血止血。

【鉴别用药】代赭石与磁石　均为铁矿石类重镇之品，均能平肝潜阳，降逆平喘，用于肝阳上亢之眩晕及气逆喘息诸症。然代赭石主入肝经，偏重于平肝潜阳、凉血止血，善降肺胃之逆气而止呕、止呃、止噫；磁石主入肾经，偏重于益肾阴而镇浮阳，纳气平喘，镇惊安神。

刺 蒺 藜

《神农本草经》

【来源】本品为蒺藜科植物蒺藜 *Tribulus terrestris* L. 的干燥成熟果实。主产于河南、河北、山东、安徽等地。秋季果实成熟时采收。割下全株，晒干，打下果实，碾去硬刺，除去杂质。炒黄或盐炙用。

【性味归经】辛、苦，微温；有小毒。归肝经。

【功效】平肝疏肝，祛风明目。

【主治】

1. 肝阳上亢，头晕目眩。

2. 胸胁胀痛，乳闭胀痛。

3. 风热上攻，目赤翳障。

4. 风疹瘙痒，白癜风。

【用量用法】煎服，6~9g；或入丸、散剂。外用适量。

【使用注意】孕妇慎用。

【歌诀】刺蒺藜苦，略有小毒，平肝疏肝，祛风明目。

第二节　息风止痉药

凡以平息肝风为主要作用，主治肝风内动惊厥抽搐病证的药物，称为息风止痉药。药性特点：主入肝经。以息肝风、止痉抽为主要功效。

适应证：适用于温热病热极动风、肝阳化风、血虚生风等所致之眩晕欲仆、项强肢颤、痉挛抽搐等症，以及风阳夹痰、痰热上扰之癫痫、惊风抽搐，或风毒侵袭引动内风之破伤风痉挛抽搐、角弓反张等症。部分兼有平肝潜阳、清泻肝火作用的息风止痉药，亦可治疗肝阳眩晕和肝火上攻之目赤、头痛等。此外，某些息风止痉药，尚兼祛外风之功，还可治疗风邪中经络之口眼㖞斜、肢麻痉挛、头痛、痹证等。"外风宜疏散，内风宜平息"为治风法则。

羚羊角
《神农本草经》

【来源】本品为脊索动物门哺乳纲牛科动物赛加羚羊 *Saiga tatarica* Linnaeus 的角。主产于新疆、青海等地。全年捕捉，以秋季猎取最佳。锯取其角，晒干。用时镑片、锉末或磨汁。

【性味归经】咸，寒。归肝、心经。

【功效】平肝息风，清肝明目，清热解毒。

【主治】

1. 肝风内动，惊痫抽搐。

2. 肝阳上亢，头晕目眩。

3. 肝火上炎，目赤头痛。

4. 温热病壮热神昏，热毒发斑。

【常用药对】

羚羊角配伍钩藤，治疗肝风内动证。

【用量用法】煎服，1~3g；宜单煎2小时以上。磨汁或研粉服，每次0.3~0.6g。

【使用注意】本品性寒，脾虚慢惊者忌用。

【歌诀】羚羊角咸，清肝明目，祛惊解毒，神志能安。

牛 黄
《神农本草经》

【来源】本品为脊索动物门哺乳纲牛科动物牛 *Bos taurus domesticus* Gmelin 干燥的胆结石。主产于我国西北、东北地区。宰牛时，若有牛黄，立即滤去胆汁，取出牛黄，除去外部薄膜，阴干。

【性味归经】甘，凉。归心、肝经。

【功效】化痰开窍，凉肝息风，清热解毒。

【主治】

1. 热病神昏。

2. 小儿惊风，癫痫。

3. 口舌生疮，咽喉肿痛，牙痛，痈疽疔毒。

【常用药对】

牛黄配伍麝香，治疗神昏窍闭证。

【用量用法】入丸、散剂，每次 0.15 ~ 0.35g。外用适量，研末敷患处。

【使用注意】非实热证不宜用，孕妇慎用。

【歌诀】牛黄味苦，安定魂魄，惊痫灵丹，大治风痰。

钩　藤
《名医别录》

【来源】本品为茜草科植物钩藤 Uncaria rhynchophylla（Miq.）Jacks.、大叶钩藤 Uncaria macrophylla Wall.、毛钩藤 Uncaria hirsuta Havil.、华钩藤 Uncaria sinensis（Oliv.）Havil.，或无柄果钩藤 Uncaria sessilifructus Roxb. 的干燥带钩茎枝。产于长江以南各地。秋、冬二季采收。切段，晒干、生用。

【性味归经】甘，凉。归肝、心包经。

【功效】清热平肝，息风定惊。

【主治】

1. 肝风内动，惊痫抽搐。

2. 肝阳上亢，头晕目眩。

此外，本品具有轻清疏泄之性，能清热透邪，故又可用于风热外感、头痛、目赤及斑疹透发不畅之证。与蝉蜕、薄荷同用，可治小儿惊啼、夜啼，有凉肝止惊之效。

【常用药对】

钩藤配伍羚羊角，治疗肝风内动证。

【用量用法】煎服，3 ~ 12g，入煎剂宜后下。

【歌诀】钩藤微寒，手足瘈疭，口眼抽搐，疗儿惊痫。

天　麻
《神农本草经》

【来源】本品为兰科植物天麻 *Gastrodia elata* Bl. 的干燥块茎。主产于四川、云南、贵州等地。立冬后至次年清明前采挖，立即洗净，蒸透，敞开低温干燥。用时润透，切片，生用。

【性味归经】甘，平。归肝经。

【功效】息风止痉，平抑肝阳，祛风通络。

【主治】

1. 肝风内动，惊痫抽搐。

2. 眩晕，头痛。

3. 肢体麻木，手足不遂，风湿痹痛。

【常用药对】

1. 天麻配伍钩藤，治疗肝阳上亢证。

2. 天麻配伍半夏，治疗风痰上扰证。

【用量用法】煎服，3~10g。研末冲服，每次 1~1.5g。

【歌诀】天麻甘平，能祛头眩，小儿惊痫，风湿痹痛。

【鉴别用药】钩藤、羚羊角、天麻　均有平肝息风、平肝潜阳之功，均可治肝风内动、肝阳上亢之证。然钩藤性凉，轻清透达，长于清热息风，善治小儿高热惊风轻症；羚羊角性寒，清热力强，除用于治热极生风证外，又能清心解毒，多用于高热神昏、热毒发斑等症；天麻甘平质润，清热之力不及钩藤、羚羊角，但治疗肝风内动、惊痫抽搐之寒热虚实皆可配伍应用，且能祛风止痛。

地　龙
《神农本草经》

【来源】本品为钜蚓科动物参环毛蚓 *Pheretimea aspergillum*（E. Perrier）、通俗环毛蚓 *Pheretima vulgairs chen*、威廉环毛蚓 *Pheretima guillelmi*

（Michaelsen）或栉盲环毛蚓 Pheretima pectinifera Michaelsen 的干燥体。前者习称"广地龙"。后三种习称"沪地龙"。捕捉后剖开腹部，去内脏泥沙，洗净，干燥。

【性味归经】咸，寒。归肝、脾、膀胱经。

【功效】清热息风，通络，平喘，利尿。

【主治】

1. 高热惊痫，癫狂。

2. 气虚血滞，半身不遂。

3. 痹证。

4. 肺热哮喘。

5. 小便不利，尿闭不通。

此外，本品有降压作用，常用以治肝阳上亢型高血压病。

【常用药对】

1. 地龙配伍黄芪，治疗气虚血滞之半身不遂。

2. 地龙配伍黄芩，治疗肺热哮喘证。

【用量用法】煎服，4.5~9g。鲜品 10~20g。研末吞服，每次 1~2g。外用适量。

【歌诀】地龙咸寒，息风平喘，通络利尿，鲜用治痫。

全　蝎
《蜀本草》

【来源】本品为节肢动物门蛛形纲钳蝎科动物东亚钳蝎 *Buthus martensii* Karsch 的干燥体。主产于河南、山东、湖北、安徽等地。春末至秋初捕捉，置沸水或沸盐水中，煮至全身僵硬，捞出，置通风处，阴干。

【性味归经】辛，平；有毒。归肝经。

【功效】息风镇痉，攻毒散结，通络止痛。

【主治】

1. 痉挛抽搐。

2. 疮疡肿毒，瘰疬结核。

3. 风湿顽痹。

4. 顽固性偏正头痛。

【常用药对】

1. 全蝎配伍蜈蚣，治疗痉挛抽搐。

2. 全蝎配伍僵蚕，治疗口眼歪斜。

【用量用法】 煎服，3～6g。研末吞服，每次0.6～1g。外用适量。

【使用注意】 本品有毒，用量不宜过大。孕妇慎用。

【歌诀】 全蝎味辛，祛风痰毒，口眼歪斜，惊风抽搐。

蜈　蚣
《神农本草经》

【来源】 本品为蜈蚣科动物少棘巨蜈蚣 *Scolopendra subspinipes* mutilans L. Koch 的干燥体。产于江苏、浙江、湖北等地。春、夏二季捕捉，用竹片插入头尾，崩直，干燥。

【性味归经】 辛，温；有毒。归肝经。

【功效】 息风镇痉，攻毒散结，通络止痛。

【主治】

1. 痉挛抽搐。

2. 疮疡肿毒，瘰疬结核。

3. 风湿顽痹。

4. 顽固性偏正头痛。与全蝎相同，并相须为用。

【常用药对】

蜈蚣配伍全蝎，治疗痉挛抽搐。

【用量用法】 煎服，3～5g。研末冲服，每次0.6～1g。外用适量。

【使用注意】 本品有毒，用量不宜过大。孕妇忌用。

【歌诀】 蜈蚣味辛，息风镇痉，攻毒散结，通络止痛。

【鉴别用药】 蜈蚣、全蝎　皆有息风镇痉、解毒散结、通络止痛之功效，二药相须有协同增效作用。然全蝎性平，息风镇痉、攻毒散结之力不及蜈蚣；蜈蚣力猛性燥，善走窜通达，息风镇痉功效较强，又能攻毒疗疮，通痹止痛疗效亦佳。

僵 蚕

《神农本草经》

【来源】 本品为节肢动物门昆虫纲蚕娥科昆虫家蚕 *Bombyx mori* L. 的 4～5 龄的幼虫因感染（或人工接种）白僵菌 Beauveria bassiana（Bals.） Vuill. 而致死的。主产于浙江、江苏、四川等养蚕区。多于春、秋季生产，为感染白僵菌病死的蚕干燥。生用或炒用。

【性味归经】 咸、辛，平。归肝、肺、胃经。

【功效】 祛风定惊，化痰散结。

【主治】

1. 惊痫抽搐。

2. 风中经络，口眼㖞斜。

3. 风热头痛，目赤，咽痛，风疹瘙痒。

4. 痰核，瘰疬。

【常用药对】

1. 僵蚕配伍白附子，治疗风中头面经络引起的口眼歪斜。

2. 僵蚕配伍蜈蚣，治疗肝风内动证。

【用量用法】 煎服，5～9g。研末吞服，每次 1～1.5g；散风热宜生用，其他多制用。

【歌诀】 僵蚕咸平，诸风痉痛，祛风定惊，化痰散结。

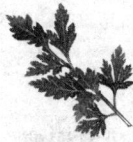

第二十一章 开 窍 药

凡具辛香走窜之性，以开窍醒神为主要作用，治疗闭证神昏的药物，称为开窍药，又名芳香开窍药。

本类药物的性能特点：多味辛，其气芳香，走窜性强，皆入心经，具有通关开窍、启闭回苏、醒脑复神的作用。部分开窍药兼活血、行气、止痛、辟秽、解毒等功效。

适应范围：闭证神昏（实证）。主治热陷心包、痰浊蒙蔽清窍之神昏谵语，以及惊风、癫痫、中风等卒然昏厥、痉挛抽搐等症。又可治湿浊中阻，胸脘冷痛满闷；血瘀、气滞疼痛，经闭癥瘕；湿阻中焦，食少腹胀及目赤咽肿、痈疽疔疮等症。

选药与配伍：①闭证：治疗寒闭，面青、身凉、苔白、脉迟，须施温开之法，宜选用辛温的开窍药，配伍温里祛寒之品；治疗热闭，面红、身热、苔黄、脉数，当用凉开之法，宜选用辛凉的开窍药，并与清热泻火解毒之品配伍应用；②若闭证神昏兼惊厥抽搐者，还须配伍平肝息风止痉药物；③闭证神昏兼见烦躁不安者，须配伍安神定惊药物；④以疼痛为主症者，可配伍行气药或活血化瘀药物；⑤痰浊壅盛者，须配伍化湿、祛痰药物。

使用注意：①开窍药辛香走窜，为救急、治标之品，且能耗伤正气，故只宜暂服，不可久用；②因本类药物性质辛香，其有效成分易于挥发，内服多不宜入煎剂，只入丸剂、散剂服用。

麝 香
《神农本草经》

【来源】为脊索动物门哺乳纲鹿科动物林麝 *Moschus berezovskii* Flerov、马麝 *Moschus sifanicus* Pizewalski 或原麝 *Moschus. moschiferus* Linnaeus 成熟雄体香囊中的干燥分泌物。主产于四川、西藏、云南、陕西、内蒙古等地。

【性味归经】辛，温。归心、脾经。

【功效】开窍醒神，活血通经，消肿止痛。

【主治】

1. 闭证神昏。

2. 疮疡肿毒，瘰疬痰核，咽喉肿痛。

3. 血瘀经闭，癥瘕，心腹暴痛，头痛，跌打损伤，风寒湿痹。

4. 难产，死胎，胞衣不下。

【用量用法】入丸、散，每次 0.03 ~ 0.1g。外用适量。不宜入煎剂。

【使用注意】孕妇禁用。

【歌诀】麝香辛温，开窍醒神，活血通经，消肿止痛。

冰 片
《新修本草》

【来源】本品天然冰片系以龙脑香科植物龙脑香 *Dryobalanops aromatica* Gaertner. f. 的树干经水蒸气蒸馏所得的结晶。机制冰片系以松节油、樟脑等为原料加工合成的龙脑。艾片为菊科植物艾纳香（大风艾）*Blumea balsamifera* DC. 的叶中提取的结晶。研粉用。

【性味归经】辛、苦，微寒。归心、脾、肺经。

【功效】开窍醒神，清热止痛。

【主治】

1. 闭证神昏。

2. 目赤肿痛，喉痹口疮。

3. 疮疡肿痛，疮溃不敛，水火烫伤。

本品对于冠心病心绞痛及齿痛，有一定的疗效。

【常用药对】

冰片常配伍硼砂，制成冰硼散，外用治疗口腔溃疡。

【用量用法】入丸、散，每次 0.15 ~ 0.3g。外用适量，研粉点敷患处。不宜入煎剂。

【使用注意】孕妇慎用。

【歌诀】冰片味辛，神昏窍闭，狂躁妄言，实为良药。

苏 合 香
《名医别录》

【来源】 本品为金缕梅科植物苏合香树 *Liquidambar orientalis* Mill. 的树干渗出的香树脂，经加工精制而成。主产于土耳其、叙利亚、埃及等国家。我国云南、广西有引种。通常贮于铁桶中，并灌以清水浸之以防香气走失，置于阴凉处。

【性味归经】 辛，温。归心、脾经。

【功效】 开窍醒神，辟秽，止痛。

【主治】

1. 寒闭神昏。

2. 胸腹冷痛，满闷。

【用量用法】 入丸、散，0.3～1g。外用适量，不入煎剂。

石 菖 蒲
《神农本草经》

【来源】 本品为天南星科植物石菖蒲 *Acorus tatarinowii* Schott 的干燥根茎。主产于四川、浙江、江苏等地。秋、冬二季采挖，晒干，生用。

【性味归经】 辛、苦，温。归心、胃经。

【功效】 开窍醒神，化湿和胃，宁神益志。

【主治】

1. 痰蒙清窍，神志昏迷。

2. 湿阻中焦，脘腹痞满，胀闷疼痛。

3. 噤口痢。

4. 健忘，失眠，耳鸣，耳聋。

此外，还可用于声音嘶哑、痈疽疮疡、风湿痹痛、跌打损伤等症。

【常用药对】

石菖蒲常配伍郁金，治疗痰阻清窍证。

【用量用法】 煎服，3～9g。鲜品加倍。

【歌诀】 菖蒲性温，开窍醒神，化湿和胃，宁神益志。

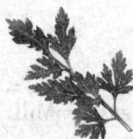

第二十二章　补　虚　药

凡能补充人体气血阴阳之不足，增强体质，以提高抗病能力，治疗虚证为主要作用的药物，称为补虚药、补养药、补益药。

根据"甘能补"的理论，补虚药大多具有甘味，补气药、补阳药、补血药以温性居多；补阴药以寒性居多。

本类药物具有补虚扶弱的作用，主要补充气血阴阳之不足，消除虚弱证候。根据作用的不同，可以分为以下四类：补气药、补血药、补阴药、补阳药。

补虚药主要治疗各种虚证，即气血阴阳之不足。气虚、阳虚证，即脏腑功能活动减退；血虚、阴虚证，即脏腑精血津液不足。

注意事项：①辨证用药气虚者——补气药，血虚者——补血药，阴虚者——补阴药，阳虚者——补阳药；②配伍：配伍健脾药，以助健脾补虚；配伍理气药，以防补药滋腻之性，使之补而不滞。

第一节　补　气　药

以补益脏气、纠正脏气虚衰的病理偏向为主要功效，常用以治疗气虚证的药物，称为补气药。

本类药物均具有补气的功效。补气又包括补脾气、补肺气、补心气、补肾气、补元气等，有分别纠正脾气虚、肺气虚、心气虚、肾气虚、元气虚等病理偏向的治疗作用。因此，补气功效的主治有五：一是脾气虚，症见食欲不振、脘腹虚胀、大便溏薄、体倦神疲、面色萎黄或㿠白、消瘦或一身虚浮，甚或脏器下垂，血失统摄，造血功能低下等；二是肺气虚，症见气少不足以息、动则益甚、咳嗽无力、声音低怯，甚或喘促、体倦神疲、易出虚汗等；三是心气虚，症见心悸怔忡、胸闷气短、活动后加剧、脉虚等；四是肾气虚，症见尿频，或尿后余沥不尽，或遗尿，或小便失禁，或男子滑精早泄，女子带下清稀，甚或短气虚喘，呼多吸少，动则喘甚汗出等；五是元气虚，元气虽藏于肾，但元气依赖三焦可通达全身，周身脏腑器官组织得到元气的激发和推动，才能发挥各自的功能。脏腑之气的产生有赖于元气的资助，故元气虚者，常表现为某些脏气虚；元气虚极欲脱，可见气息短促，脉微欲绝。

本类药物甘温益气，然甘温易壅中，致中满，应用时须适当辅以理气药。

人 参
《神农本草经》

【来源】 本品为五加科多年生草本植物人参 *Panax ginseng* C. A. Mey. 的根。主产于吉林、辽宁、黑龙江。以吉林抚松县产量最大，质量最好，称吉林参。野生者名"山参"；栽培者称"园参"。秋季采挖。园参一般栽培 6 ~ 7 年后收获。鲜参洗净后干燥者称"生晒参"；蒸制后干燥者称"红参"；加工断下的细根称"参须"。山参经晒干称"生晒山参"。切片或粉碎用。沸水浸后，用浓糖液加工者称"白糖参"。

【性味归经】 甘，微温。归肺、脾、心、肾经。

【功效】 大补元气，补肺脾心肾气，生津，安神益智。

【主治】

1. 元气虚极欲脱证。本品能大补元气，适用于因大汗、大吐、大泻、大失血或大病、久病所致的元气虚极欲脱、气短神疲、脉微欲绝的重危证候，为拯危救脱之要药。

2. 肺脾心肾气虚证。本品为补肺要药，通过补肺气，可改善短气喘促、懒言声微等肺气虚衰症状。

3. 热病气虚津伤口渴及消渴证。

【常用药对】

1. 人参配伍附子，治疗亡阳厥逆证。

2. 人参配伍麦冬、五味子，治疗气阴两亏证。

【用量用法】 煎服，5 ~ 10g；挽救虚脱可用 15 ~ 30g。宜文火另煎，分次兑服。研末吞服，每次 0.5 ~ 1g，日服 1 ~ 2 次。

【使用注意】 反藜芦，畏五灵脂，恶莱菔子。不宜同时吃白萝卜或饮茶。

【歌诀】 人参味甘，大补元气，生津止渴，安神益智。

党　参

《本草从新》

【来源】本品为桔梗科多年生草本植物党参 *Codonopsis pilosula*（Franch.）Nannf.、素花党参 *C. Pilosula Nannf. var. modesta*（Nannf.）L. T. Shen 或川党参 *C. tangshen* Oliv. 的根。主产于山西、陕西、甘肃等省。秋季采挖。洗净，晒干。切厚片，生用。

【性味归经】甘，平。归脾、肺经。

【功效】补脾肺气，生津，补血。

【主治】

1. 脾肺气虚证。本品有类似人参而弱于人参的补脾益肺作用，适用于中气不足的体虚倦怠、食少便溏等症。

2. 气津两伤证。本品对热伤气津之气短口渴，亦有类似人参而弱于人参的补气生津作用。

3. 气血两虚证。

【常用药对】

1. 党参配伍茯苓，治疗脾胃气虚证。

2. 党参配伍麦冬，治疗气阴两亏证。

【用量用法】煎服，10～30g。

【使用注意】不宜与藜芦同用。

【歌诀】党参味甘，补中益气，生津止渴，邪实者忌。

西　洋　参

《本草从新》

【来源】本品为五加科多年生草本植物西洋参 *Panax quinquefolium* L. 的根。主产于美国、加拿大。我国北京、吉林、辽宁等地亦有栽培。秋季采挖生长 3～6 年的根，晒干或烘干。切片生用。本品又名"洋参""花旗参"。

【性味归经】甘、微苦，寒。归肺、心、肾、脾经。

【功效】补元气，补肺心肾脾气阴，清火生津。

【主治】

1. 气阴两脱证。本品亦能补益元气，但作用弱于人参；性味苦寒，兼能清火养阴生津。

2. 肺心肾脾气阴两虚证。

3. 热病气虚津伤，口渴及消渴。

【用量用法】另煎兑服，3～10g。

【使用注意】不宜与藜芦同用。

【歌诀】西洋参甘，补益元气，清火生津，泡服有效。

太 子 参
《饮片新参》

【来源】本品为石竹科多年生草本植物异叶假繁缕 *Pseudostellaria heterophylla*（Miq.）Pax ex pax et Hoffm. 的块根。主产于江苏、安徽、山东等省。夏季茎叶大部分枯萎时采挖。置沸水中略烫后晒干或直接晒干。生用。本品又名"童参""孩儿参"。

【性味归经】甘、微苦，平。归脾、肺、心经。

【功效】补脾肺心气阴，生津。

【主治】

脾肺心气阴两虚证。本品能补脾肺心气阴，兼能生津。因属补气药中的清补之品，尤宜于热病之后，气阴两亏，倦怠自汗，饮食减少，口干少津，不受温补者。其作用平和，多入复方作辅助药应用。

【用量用法】煎服，10～30g。

【歌诀】太子参平，补而能清，益气养胃，又可生津。

黄 芪
《神农本草经》

【来源】本品为豆科多年生草本植物蒙古黄芪 *Astragalus membranaceus*（Fisch.）Bge. var. *mongholicus*（Bge.）Hsiao 或膜荚黄芪 *A. membranaceus*（Fisch.）Bge. 的根。主产于内蒙古、山西、黑龙江等地。春、秋二季采挖。

晒干。生用或蜜炙用。

【性味归经】甘，微温。归脾、肺经。

【功效】补脾肺气，升阳举陷，益卫固表，利尿，托毒生肌。

【主治】

1. 脾气虚证。黄芪为补脾益气要药。脾气虚弱，倦怠乏力，食少便溏者，可单用熬膏服，或与党参、白术等补气健脾药配伍。

2. 肺气虚证。本品又能补益肺气，可用于咳喘日久、肺气虚弱、气短神疲者。

3. 气虚自汗证。

4. 气血亏虚，疮疡难溃难腐，或溃久难敛。

此外，因气为血之帅，故痹证、中风后遗症因气虚而致血瘀，肌肤、筋脉失养，症见肌肤麻木或半身不遂，亦常用本品补气以行血。

【常用药对】

1. 黄芪配伍白术，治疗卫气不固，表虚自汗证。

2. 黄芪配伍茯苓，治疗脾气虚证。

3. 黄芪配伍地龙，治疗气虚血滞引起的中风后遗症。

【用量用法】煎服，10～15g。大剂量可用 30～60g。蜜炙可增强其补益作用。

【使用注意】凡表实邪盛，内有积滞，阴虚阳亢，疮疡阳证、实证等均忌用。

【歌诀】黄芪性温，补气升阳，益卫固表，托毒生肌。

白 术
《神农本草经》

【来源】本品为菊科多年生草本植物白术 *Atractylodes macrocephala* Koidz. 的根茎。主产于浙江、湖北、湖南等地。以浙江於潜产者最佳，称为"於术"。冬季采收。烘干或晒干。切厚片，生用或土炒、麸炒用。

【性味归经】甘、苦，温。归脾、胃经。

【功效】补脾气，燥湿，利水，固表止汗，安胎。

【主治】

1. 脾气虚证。因脾气不足，运化失健，往往导致水湿内生而形成脾虚湿滞证。

2. 气虚自汗。

3. 脾虚胎气不安。

【常用药对】

1. 白术配伍党参，治疗脾气虚证。

2. 白术配伍黄芪，治疗气虚不固之自汗。

【用量用法】 煎服，5～15g。大剂量可用至30～60g。炒用可增强补气健脾止泻的作用。

【使用注意】 阴虚内热或津液亏虚燥渴者慎用。气滞胀闷者忌用。

【歌诀】 白术甘温，补气健脾，燥湿利水，止汗安胎。

甘 草
《神农本草经》

【来源】 本品为豆科多年生草本植物甘草 *Glycyrrhiza uralensis* Fisch. 、胀果甘草 *G. inflata* Bat. 或光果甘草 *G. glabra* L. 的根及根茎。主产于内蒙古、新疆、甘肃等地。春秋采挖，以秋采者为佳。晒干。切厚片，生用或蜜炙用。

【性味归经】 甘，微寒。归心、肺、脾、胃经。

【功效】 补心脾气，止咳祛痰平喘，缓急止痛，清热解毒，调和药性。

【主治】

1. 心气不足的脉结代，心动悸。

2. 脾气虚证。

3. 咳喘。

4. 脘腹、四肢挛急疼痛。

5. 热毒疮疡，咽喉肿痛及药物、食物中毒。

6. 调和药性。

【常用药对】

1. 甘草配伍白芍，治疗脘腹、四肢挛急疼痛。

2. 甘草配伍人参，治疗心气不足的脉结代，心动悸。

【用量用法】煎服，3～10g。生用性微寒，可清热解毒；蜜炙药性转微温，并可增强补益心脾之效和止咳作用。

【使用注意】不宜与大戟、芫花、甘遂、海藻配伍（"十八反"）。本品有助湿壅气之弊，湿盛胀满、水肿者不宜用。大剂量久服可导致水钠潴留，引起浮肿。

【歌诀】甘草甘温，调和诸药，生用解毒，炙用和中。

山　药

《神农本草经》

【来源】本品为薯蓣科多年生蔓生草本植物薯蓣 *Dioscorea opposita* Thunb. 的根茎。主产于河南省，湖南、江西等省亦产。习惯认为河南旧怀庆府所属地区产者品质最佳，故有"怀山药"之称。霜降后采挖，刮去粗皮，晒干或烘干，为"毛山药"；再经浸软闷透，搓压为圆柱状，晒干打光，成为"光山药"。润透，切厚片，生用或麸炒用。本品又名"薯蓣"。

【性味归经】甘，平。归脾、肺、肾经。

【功效】补脾肺肾气，益脾肺肾阴。

【主治】

1. 脾虚证。本品为具有营养作用的补脾益气药，兼能滋养脾阴。

2. 肺虚证。本品又能补益肺气，兼能滋养肺阴，适用于肺虚咳喘。

3. 肾虚证。

【常用药对】

1. 山药配伍白术，治疗脾虚食少证。

2. 山药配伍熟地黄，治疗肝肾亏虚证。

3. 山药配伍麦冬，治疗消渴证。

【用量用法】煎服，10～30g。大剂量60～250g。麸炒可增强补脾止泻作用。

【使用注意】湿盛中满而有积滞者忌服。

【歌诀】山药甘平，健脾止泻，补肺益肾，诸虚可治。

白 扁 豆

《名医别录》

【来源】本品为豆科一年生缠绕草本植物扁豆 *Dolichos lablab* L. 的成熟种子。主产于江苏、河南、安徽等地。秋季果实成熟时采收。晒干。生用或炒用。

【性味归经】甘，微温。归脾、胃经。

【功效】补脾气，化湿，消暑。

【主治】

1. 脾气虚证。唯其"味轻气薄，单用无功，必须同补气之药共用为佳"。

2. 暑湿吐泻。

【常用药对】

1. 白扁豆配伍香薷，治疗暑湿吐泻。

2. 白扁豆配伍白术，治疗脾虚湿盛证。

【用量用法】煎服，10～30g。炒后可使健脾止泻作用增强，故用于健脾止泻及作散剂服用时宜炒用，消暑宜生用。

【使用注意】含毒性蛋白，生用有毒，加热后毒性大减。生用研末服宜慎。

【附药】扁豆衣 为白扁豆的种皮。性能功效与扁豆相似而健脾之力略逊，但无壅滞之弊，偏于化湿。主治脾虚有湿或暑湿所致的吐泻及脚气浮肿等症。煎服，用量5～10g。扁豆花为白扁豆的花。甘、淡，平。归脾、胃经。功能消暑化湿。多用于暑湿泄泻及湿热带下。煎服，用量5～10g。

大 枣

《神农本草经》

【来源】本品为鼠李科落叶乔木植物枣 *Ziziphus jujuba* Mall. 的成熟果实。主产于河北、河南、山东等地。秋季果实成熟时采收，晒干，生用。

【性味归经】甘，温。归脾、胃经。

【功效】补脾气，安神。

【主治】

1. 脾虚营养不良，消瘦、倦怠乏力、便溏。

2. 脏躁及失眠症。

此外，本品与部分药性峻烈或有毒的药物同用，有保护胃气、缓和其毒烈药性之效，如《伤寒论》十枣汤中，即用之以缓和甘遂、大戟、芫花的烈性与毒性。

【用量用法】擘破煎服，10～30g。

【歌诀】大枣味甘，调和百药，益气补脾，中满勿嚼。

第二节 补 血 药

凡能补血，以治疗血虚证为主要作用的药物，称为补血药。

药性特点及适应证：甘温质润，入心、肝血分，广泛用于各种血虚证。

配伍用药：①补血药常配伍补气药，即所谓"有形之血不能自生，生于无形之气"；②兼阴虚，与补阴药或兼有补阴补血作用的药物配伍；③脾为气血生化之源，血虚源于脾虚，故多配伍补益脾气之品。

使用注意：补血药多滋腻黏滞，故脾虚湿阻、气滞食少者慎用。必要时，可配伍化湿行气消食药，以助运化。

当 归
《神农本草经》

【来源】本品为伞形科植物当归 *Angelica sinensis*（Oliv）Diels. 的干燥根。主产于甘肃、云南、四川、陕西、湖北等地。秋末采收。切薄片，生用或酒炙用。

【性味归经】甘、辛，温。归肝、心、脾经。

【功效】补血调经，活血止痛，润肠通便。

【主治】

1. 血虚诸症。

2. 血虚血瘀，月经不调，经闭，痛经。

3. 虚寒性腹痛，跌打损伤，瘀滞肿痛，痈疽疮疡，痹痛麻木。

4. 血虚肠燥便秘。

【常用药对】

1. 当归配伍熟地黄，治疗血虚诸症。

2. 当归配伍火麻仁，治疗血虚肠燥便秘。

3. 当归配伍桂枝，治疗虚寒腹痛。

【用量用法】煎服，6～12g。当归身偏于补血，当归尾功专破血，全当归功专和血（补血活血），酒当归偏于活血，油当归偏于润肠，当归炭功专止血。

【使用注意】湿盛中满、大便泄泻者忌服。

【歌诀】当归甘温，补血调经，活血止痛，润肠通便。

熟　地　黄
《本草图经》

【来源】本品为玄参科植物地黄 *Rehmannia glutinosa* Libosch. 的干燥块根的加工品。主产于河南。切厚片或块，干燥。

【性味归经】甘，微温。归肝、肾经。

【功效】补血养阴，填精益髓。

【主治】

1. 血虚诸症。补血滋阴之要药，较滋腻。

2. 肝肾阴虚诸症。质润入肾经，善于滋补肾阴，益精填髓，为补肾阴之要药。

【常用药对】

1. 熟地黄配伍当归，治疗血虚诸症。

2. 熟地黄配伍山药，治疗肝肾阴虚证。

【用量用法】煎服，10～15g。

【使用注意】本品性质黏腻，较生地黄更甚，有碍消化，凡气滞痰多、脘腹胀痛、食少便溏者忌服。重用久服可配陈皮、砂仁等同用，防止黏腻碍胃。

【歌诀】熟地甘温，补血滋肾，填精益髓，乌须黑发。

白 芍
《神农本草经》

【来源】 本品为毛茛科多年生草本植物芍药 *Paeonia lactiflora* Pall. 的根。主产于浙江、安徽、四川等地。夏、秋二季采挖，洗净，除去头尾及细根，置沸水中煮后除去外皮，或去皮后再煮，晒干。切薄片，生用或炒用，酒炙用。

【性味归经】 苦、酸，微寒。归肝、脾经。

【功效】 养血敛阴，柔肝止痛，平抑肝阳。

【主治】

1. 肝血亏虚及血虚月经不调。

2. 肝脾不和之胸胁、脘腹疼痛或四肢挛急疼痛。

3. 肝阳上亢之头痛、眩晕。

此外，本品敛阴，有止汗之功。若外感风寒，营卫不和之汗出恶风，可敛阴和营，与温经通阳的桂枝等配伍，以调和营卫，如桂枝汤（《伤寒论》）；至于阴虚盗汗，则须与龙骨、牡蛎、浮小麦等同用，可收敛阴止汗的功效。

【常用药对】

1. 白芍配伍当归，补血，治疗肝血不足证。

2. 白芍配伍甘草，柔肝止痛，治疗肝脾不和之胸胁、脘腹疼痛或四肢挛急疼痛。

3. 白芍配伍龙骨，平抑肝阳，治疗肝阳上亢之头痛眩晕。

【用量用法】 煎服，5~15g，大剂量15~30g。

【使用注意】 阳衰虚寒之证不宜使用。反藜芦。

【歌诀】 白芍酸寒，养血敛阴，柔肝止痛，平抑肝阳。

【鉴别用药】 白芍与赤芍 《神农本草经》不分，通称芍药，唐末宋初，始将二者区分。二者虽同出一物而性微寒，但前人谓"白补赤泻，白收赤散"，一语而道破二者的主要区别。一般认为，在功效方面，白芍长于养血调经，敛阴止汗，平抑肝阳；赤芍则长于清热凉血，活血散瘀，清泄肝火。在应用方面，白芍主治血虚阴亏、肝阳偏亢诸症；赤芍主治血热、血瘀、肝火所致之诸症。又白芍、赤芍皆能止痛，均可用治疼痛的病证。但白芍长于养血柔肝，缓急止痛，主治肝阴不足，血虚肝旺，肝气不舒所致的胁肋疼痛、脘腹四肢拘挛作痛；而赤芍则长于活血祛瘀止痛，主治血滞诸痛症，因能清热凉血，故血热瘀滞者尤为适宜。

阿 胶
《神农本草经》

【来源】本品为脊索动物门哺乳纲马科动物驴 *Equus asinus* L. 的皮，经煎熬、浓缩而成的固体胶。主产于山东、浙江等地。以山东省东阿县产品最著名。捣成碎块或以蛤粉烫炒成珠用。

【性味归经】甘，平。归肺、肝、肾经。

【功效】补血，止血，滋阴，润肺。

【主治】

1. 血虚诸症。

2. 出血证。

3. 肺阴虚燥咳。

4. 热病伤阴，心烦失眠，阴虚风动，手足瘈疭。

【常用药对】

1. 阿胶配伍艾叶，治疗出血证。

2. 阿胶配伍黄连，治疗热病伤阴、心烦失眠等。

3. 阿胶配伍当归，治疗血虚诸症。

【用量用法】入汤剂，3～10g，烊化兑服。止血常用蒲黄炒；润肺常用蛤粉炒。

【使用注意】本品黏腻，有碍消化。脾胃虚弱者慎用。入汤剂宜烊化冲服。

【歌诀】阿胶甘平，补血止血，滋阴润肺，烊化服用。

何 首 乌
《何首乌录》

【来源】本品为蓼科植物何首乌 *Polygonum multiflorum* Thunb. 的干燥块

根。主产于河南、湖北、广东、广西等地。秋、冬二季采挖，洗净，切厚片，晒干或微烘干，称"生首乌"，以黑豆汁为辅料，照炖法或蒸法炮制，晒后变成黑色，称"制首乌"。

【性味归经】苦、甘、涩，微温。归肝、肾经。

【功效】制用：补益精血。生用：解毒，截疟，润肠通便。

【主治】

1. （制首乌）精血亏虚、头晕眼花、须发早白、腰膝酸软。

2. （生首乌）久疟、痈疽、瘰疬、肠燥便秘。

【常用药对】

1. 制首乌配伍枸杞子，补益精血，治疗精血不足引起的须发早白。

2. 生首乌配伍当归，润肠通便，治疗肠燥便秘。

【用量用法】煎服，6~12g。

【使用注意】大便溏泄及湿痰较重者不宜用。

【歌诀】首乌甘温，填精种子，黑发悦颜，强身延年。

龙 眼 肉

《神农本草经》

【来源】本品为无患子科植物龙眼树 *Euphoria longan*（Lour.）Steud. 的假种皮。主产于广东、福建、广西等地。于夏秋果实成熟时采摘，烘干或晒干，除去壳、核，晒至干爽不黏，贮存备用。

【性味归经】甘，温。归心、脾经。

【功效】补益心脾，养血安神。

【主治】

思虑过度，劳伤心脾而致的惊悸怔忡、失眠健忘、食少体倦，以及脾虚气弱、便血崩漏等。

【常用药对】

龙眼肉配伍当归、酸枣仁补心脾，益气血，治疗心脾两虚引起的失眠。

【用量用法】煎服，10~25g，大剂量30~60g。

【使用注意】湿盛中满，或有停饮、痰、火者忌服。

【歌诀】龙眼肉甘，补益心脾，养血安神，单用亦可。

第三节 补 阴 药

以滋养阴液、纠正阴液亏虚的病理偏向为主要功效，常用于治疗阴虚证的药物，称为补阴药。

本类药物均具有补阴的功效。补阴包括补肺阴、补胃阴、补脾阴、补肝阴、补肾阴、补心阴等，有分别纠正肺阴虚、胃阴虚、脾阴虚、肝阴虚、肾阴虚、心阴虚等病理偏向的治疗作用，主治阴虚证。

北 沙 参
《本草汇言》

【来源】 本品为伞形科植物珊瑚菜 *Glehnia littoralis* Fr. Schmidt ex Miq. 的根。主产于山东、江苏、福建等地亦产。夏、秋二季采挖，洗净，置沸水中烫后，除去外皮，干燥，或洗净后直接干燥。

【性味归经】 甘、微苦，微寒。归肺、胃经。

【功效】 养阴清肺，益胃生津。

【主治】

1. 肺阴虚证。

2. 胃阴虚证。

【常用药对】

1. 北沙参配伍麦冬，益胃生津，治疗胃阴虚证。

2. 北沙参配伍百合，养阴清肺，治疗肺阴虚证。

【用量用法】 煎服，10～15g。

【使用注意】 感受风寒而致咳嗽及肺胃虚寒者不宜服。反藜芦。

【歌诀】 沙参味甘，养阴清肺，益胃生津，肺胃阴虚。

南 沙 参
《神农本草经》

【来源】 本品为桔梗科植物轮叶沙参 *Adenophora tetraphylla*（Thunb.）

Fisch. 或沙参 A. Stricta Miq. 的根。主产于安徽、江苏、浙江等地。春、秋二季采挖，除去须根，趁鲜刮去粗皮洗后干燥，切厚片或短段生用。

【性味归经】甘，微寒。归肺、胃经。

【功效】养阴清肺，清胃生津，补气，化痰。

【主治】

1. 肺阴虚证。

2. 胃阴虚证。

【用量用法】煎服，9～15g。

【使用注意】感受风寒而致咳嗽及肺胃虚寒者不宜服。反藜芦。

【歌诀】南沙参寒，养阴清肺，益胃生津，补气化痰。

百　合

《神农本草经》

【来源】本品为百合科植物百合 *Lilium brownii* F. E. Brown var. *viridulium* *Baker* 或细叶百合 *L. Pumilum* DC. 的肉质鳞叶。全国各地均产。以湖南、浙江产者为多。秋季采挖。洗净，剥取鳞叶，置沸水中略烫，干燥，生用或蜜炙用。

【性味归经】甘，微寒。归肺、心、胃经。

【功效】养阴润肺，清心安神。

【主治】

1. 肺阴虚证。

2. 百合病心肺阴虚内热证。

【常用药对】

1. 百合配伍沙参，养阴润肺，治疗肺阴虚证。

2. 百合配伍知母，清心安神，治疗心肺阴虚证。

【用量用法】煎服，6～12g。蜜炙可增加润肺作用。

【使用注意】风寒咳嗽及中寒便溏者不宜用。

【歌诀】百合味甘，安心定胆，养阴润肺，痈疽可除。

天 冬
《神农本草经》

【来源】 本品为百合科植物天冬 *Asparagus cochinchinensis*（Lour.）Merr. 的块根。主产于贵州、四川、广西等地。秋、冬二季采挖，洗净，除去茎基和须根，置沸水中煮或蒸至透心，趁热除去外皮，洗净，干燥，切片或段，生用。

【性味归经】 甘、苦，寒。归肺、肾、胃经。

【功效】 养阴润燥，清肺生津，降火。

【主治】

1. 肺阴虚证。

2. 肾阴虚证。

3. 热病伤津之食欲不振、口渴及肠燥便秘。

【常用药对】

1. 天冬配伍沙参，补益肺阴，治疗肺阴不足证。

2. 天冬配伍熟地黄，治疗肾阴虚证。

【用量用法】 煎服，10~15g。

【使用注意】 本品甘寒滋腻之性较强，脾虚泄泻、痰湿内盛者忌用。

【歌诀】 天冬甘寒，养阴润燥，清肺生津，兼能补肾。

麦 冬
《神农本草经》

【来源】 本品为百合科植物麦冬 *Ophiopogon japonicus*（Thunb.）Ker-Gawl. 的块根。主产于四川、浙江、江苏等地。夏季采挖，反复曝晒、堆置，至七八成干，除去须根，干燥，生用。

【性味归经】 甘、微苦，微寒。归胃、肺、心经。

【功效】 补胃肺心阴，清胃肺心热，除烦安神。

【主治】

1. 胃阴虚证。

2. 肺阴虚证。

3. 心阴虚证。

【常用药对】

1. 麦冬配伍沙参，补益胃阴，治疗胃阴虚证。

2. 麦冬配伍枇杷叶，补益肺阴，治疗肺阴虚证。

3. 麦冬配伍酸枣仁，养心安神，治疗心阴虚证。

【用量用法】煎服，10~15g。

【使用注意】外感风寒或痰饮湿浊之咳嗽，脾胃虚寒泄泻者均不宜服。

【歌诀】麦冬甘寒，补心清肺，益胃生津，虚热自安。

【鉴别用药】天冬与麦冬　既能滋肺阴、润肺燥、清肺热，又可养胃阴、清胃热、生津止渴，对于热病伤津之肠燥便秘，还可增液润肠以通便。二药性能功用相似，相须为用。然天冬苦寒之性较甚，清火与润燥之力强于麦冬，且入肾滋阴，还宜于肾阴不足、虚火亢旺之证。麦冬微寒，清火与滋润之力虽稍弱，但滋腻性亦较小，且能清心除烦，宁心安神，又宜于心阴不足及心热亢旺之证。

石　斛
《神农本草经》

【来源】本品为兰科植物环草石斛 *Dendrobium loddigesii* Rolfe. 、马鞭石斛 *D. fimbriatum* Hook. var. *oculatum* Hook. 、黄草石斛 *D. Chrysanthum* wall. 、铁皮石斛 *D. candidum* Wall. ex Lindl. 或金钗石斛 *D. nobile* Lindl. 的茎。主产于四川、贵州、云南等地。全年均可采取，以秋季采收为佳。烘干或晒干，切段，生用。鲜者可栽于砂石内，以备随时取用。

【性味归经】甘，微寒。归胃、肾经。

【功效】益胃生津，滋阴清热。

【主治】

1. 胃阴虚及热病伤津证。

2. 肾阴虚证。

【常用药对】

1. 石斛配伍麦冬，益胃生津，治疗胃阴虚证。

2. 石斛配伍地骨皮，清虚热，治疗阴虚内热证。

【用量用法】煎服，6~12g。鲜用，15~30g。

【使用注意】温热病不宜早用；湿热尚未化燥者忌服。

【歌诀】石斛甘寒，益胃生津，滋阴清热，劫惊定志。

玉 竹
《神农本草经》

【来源】本品为百合科植物玉竹 *Polygonatum odoratum*（Mill.）Druce 的根茎。主产于湖南、河南、江苏等地。秋季采挖，洗净，晒至柔软后，反复揉搓，晾晒至无硬心，晒干；或蒸透后，揉至半透明，晒干，切厚片或煅用。

【性味归经】甘，微寒。归肺、胃经。

【功效】养阴润燥，生津止渴。

【主治】

1. 肺阴虚证。

2. 胃阴虚证。

此外，本品还能养心阴，亦略能清心热，还可用于热伤心阴之烦热多汗、惊悸等症，宜与麦冬、酸枣仁等清热养阴安神之品配伍。

【用量用法】煎服，6~12g。

【使用注意】脾虚而有湿痰者不宜服。

【歌诀】玉竹甘寒，养阴生津，燥热咳嗽，烦热能平。

黄 精
《名医别录》

【来源】本品为百合科植物黄精 *Polygonatum sibiricum* Red.、滇黄精 *P. kingianum* Coll. et Hemsl. 或多花黄精 *P. cyrtonema* Hua 的根茎。黄精主产于河北、内蒙古、陕西；滇黄精主产于云南、贵州、广西；多花黄精主产于贵州、湖南、云南等地。春、秋二季采挖，洗净，置沸水中略烫或蒸至透心，干燥，切厚片用。

【性味归经】甘，平。归脾、肺、肾经。

【功效】补气养阴，健脾，润肺，益肾。

【主治】

1. 阴虚肺燥，干咳少痰及肺肾阴虚的劳咳久咳。

2. 脾虚阴伤证。

3. 肾精亏虚。本品能补益肾精，对延缓衰老以及改善头晕、腰膝酸软、须发早白等早衰症状有一定疗效。

【用量用法】煎服，9～15g。因其性质平和，作用缓慢，多作久服滋补之品。

【使用注意】脾虚有湿、咳嗽痰多及中寒便溏者均不宜服。

【歌诀】黄精甘平，补气养阴，健脾润肺，兼治肾虚。

【鉴别用药】黄精与山药　均为性味甘平，主归肺、脾、肾三脏，气阴双补之品。然黄精滋肾之力强于山药，而山药长于健脾，并兼有涩性，较宜于脾胃气阴两伤，食少便溏及带下等症。

枸 杞 子
《神农本草经》

【来源】本品为茄科植物宁夏枸杞 *Lycium barbarum* L. 的成熟果实。主产于宁夏、甘肃、新疆等地。夏、秋二秋果实呈橙红色时采收，晾至皮皱后，再晒至外皮干硬，果肉柔软，生用。

【性味归经】甘，平。归肝、肾经。

【功效】滋补肝肾，益精明目，润肺。

【主治】

1. 肝肾阴虚及早衰证。

2. 阴虚劳嗽。

【常用药对】

枸杞子配伍菊花，治疗肝肾阴亏引起的目暗昏花。

【用量用法】煎服，6～12g。

【歌诀】枸杞甘平，宁夏最佳，滋补肝肾，明目润肺。

女 贞 子
《神农本草经》

【来源】 本品为木犀科植物女贞 *Ligustrum lucidum* Ait. 的成熟果实。主产于浙江、江苏、湖南等地。冬季果实成熟时采收，稍蒸或置沸水中略烫后，干燥，生用或酒制用。

【性味归经】 甘、苦，凉。归肝、肾经。

【功效】 滋补肝肾，乌须明目。

【主治】

肝肾阴虚证。本品性偏寒凉，能补益肝肾之阴，适用于肝肾阴虚所致的目暗不明、视力减退、须发早白、眩晕耳鸣、失眠多梦、腰膝酸软、遗精、消渴及阴虚内热之潮热、心烦等症。

【常用药对】

女贞子配伍墨旱莲，制成二至丸，治疗肝肾阴虚证。

【用量用法】 煎服，6~12g。因主要成分齐墩果酸不易溶于水，故以入丸剂为佳。本品以黄酒拌后蒸制，可增强滋补肝肾作用，并使苦寒之性减弱，避免滑肠。

【使用注意】 脾胃虚寒泄泻及阳虚者不宜服。

【歌诀】 女贞子苦，乌须黑发，强筋壮力，祛风补虚。

墨 旱 莲
《新修本草》

【来源】 本品为菊科植物鳢肠 *Eclipta prostrata* L. 的地上部分。主产于江苏、江西、浙江等地。花开时采割，晒干，切段生用。

【性味归经】 甘、酸，寒。归肝、肾经。

【功效】 滋补肝肾，凉血止血。

【主治】

1. 肝肾阴虚证。

2. 阴虚血热的失血证。

【常用药对】

墨旱莲配伍女贞子，制成二至丸，治疗肝肾阴虚证。

【用量用法】 煎服，6～12g。

【使用注意】 脾胃虚寒，大便溏泄者不宜服。

【歌诀】 墨旱莲甘，生须黑发，滋补肝肾，凉血止血。

龟 甲

《神农本草经》

【来源】 本品为龟科动物乌龟 *Chinemys reevesii*（Gray）的腹甲及背甲。主产地浙江、湖北、湖南等。全年均可捕捉。杀死，或用沸水烫死，剥取甲壳，除去残肉，晒干，以砂炒后醋淬用。

【性味归经】 甘，寒。归肾、肝、心经。

【功效】 滋阴潜阳，益肾健骨，养血补心。

【主治】

1. 肝肾阴虚所致的阴虚阳亢、阴虚内热、阴虚风动证。

2. 肾虚筋骨痿弱。

3. 阴血亏虚之惊悸、失眠、健忘。

此外，本品还能止血。因其长于滋养肝肾，性偏寒凉，故尤宜于阴虚血热，冲任不固之崩漏、月经过多。常与生地、黄芩、地榆等滋阴清热、凉血止血之品同用。

【用量用法】 煎服，9～24g。宜先煎。本品经砂炒醋淬后，有效成分更容易煎出；并除去腥气，便于制剂。

【使用注意】 脾胃虚寒者不宜服，孕妇慎用。

【歌诀】 龟甲甘寒，滋阴潜阳，益肾健骨，养血补心。

鳖 甲

《神农本草经》

【来源】 本品为鳖科动物鳖 *Trionyx sinensis* Wiegmann 的背甲。主产于湖北、湖南、安徽等地。全年均可捕捉，杀死后置沸水中烫至背甲上硬皮能剥落时取出，除去残肉，晒干，以砂炒后醋淬用。

【性味归经】甘、咸，寒。归肝、肾经。

【功效】滋阴潜阳，退热除蒸，软坚散结。

【主治】

1. 肝肾阴虚证。本品亦能滋养肝肾之阴，适用于肝肾阴虚所致的阴虚内热、阴虚风动、阴虚阳亢诸证。

2. 癥瘕积聚。

【常用药对】

1. 鳖甲配伍青蒿，退热除蒸，治疗阴虚内热证。

2. 鳖甲配伍牡蛎，软坚散结，治疗癥瘕积聚证。

【用量用法】煎服，9～24g。宜先煎。本品经砂炒醋淬后，有效成分更容易煎出，并可去其腥气，易于粉碎，方便制剂。

【使用注意】脾胃虚寒、食少便溏者及孕妇均不宜使用。

【歌诀】鳖甲咸寒，滋阴潜阳，退热除蒸，软坚散结。

第四节 补 阳 药

以补助阳气，纠正阳气虚衰的病理偏向为主要功效，常用治阳虚证的药物，称为补阳药。

本类药物均具有补阳的功效。补阳包括补肾阳、补脾阳、补心阳等，有分别纠正肾阳虚、脾阳虚、心阳虚等病理偏向的治疗作用。因擅助脾阳、心阳（还有部分补肾阳药），长于温里祛寒，按其主要功效分类，已在"温里药"一章中介绍，本章收载的主要是补肾阳的药物，补阳药主治阳虚证。

鹿 茸
《神农本草经》

【来源】本品为鹿科动物梅花鹿 *Cervus nippon* Temminck 或马鹿 *C. elaphus* Linnacus. 的雄鹿头上未骨化而带茸毛的幼角。前者习称花鹿茸，主产于吉林、辽宁、河北等省；后者习称马鹿茸，主产于青海、新疆、黑龙江等地。夏、秋二季锯取或砍取鹿茸，经加工后，阴干或烘干。用时燎去毛，刮净，横切薄片，或劈成块，研细粉用。

【性味归经】甘，温。归肾、肝经。

【功效】补肾壮阳，益精血，强筋骨，调冲任，固带脉。

【主治】

1. 肾阳虚证。

2. 疮疡塌陷不起或溃久不敛。

3. 血虚证。

【常用药对】

1. 鹿茸配伍巴戟天，治疗肾阳虚证。

2. 鹿茸配伍肉桂，治疗阴疽证。

【用量用法】研细末，1 日 1 ~ 3g，分 3 次冲服。或入丸、散剂。

【使用注意】服用本品，宜从小剂量开始，缓缓增至治疗需要量，不可骤用大剂量，以免出现衄血、吐血、尿血、目赤、头晕、中风昏厥等不良反应。

【歌诀】鹿茸甘温，补肾壮阳，泄精尿血，崩带堪尝。

【附药】鹿角胶、鹿角霜

1. 鹿角胶 为鹿角经水煎熬浓缩而成的固体胶。味甘，性温。归肾、肝经。功能温补肾阳，益精补血，止血。适用于肾阳虚衰，精亏血虚，虚劳羸瘦及虚寒性的多种失血症。亦可用于阴疽。用法用量：烊化兑服，5 ~ 10g。或入丸、散、膏剂。

2. 鹿角霜 为鹿角熬制取胶后剩余的角块。味涩，性温。归肾、肝经。功能补肾阳，收敛固涩，止血，敛疮。适用于肾阳不足兼脾胃虚寒的崩漏带下、食少吐泻等症。外用可治创伤出血，疮疡溃久不敛。用法用量：煎服，10 ~ 15g。外用适量。

巴 戟 天
《神农本草经》

【来源】本品为茜草科多年生藤本植物巴戟天 *Morinda officinalis* How. 的根。主产于广东、广西、福建等地。全年均可采挖。晒干，再经蒸透，除去木心者，称"巴戟肉"。切段，干燥。生用或盐水炙用。

【性味归经】甘、辛，微温。归肾、肝经。

【功效】补肾阳,益肾精,强筋骨,祛风湿。

【主治】

1. 肾阳虚证。

2. 风湿痹证。

此外,本品还有一定的降压作用,适用于有高血压病兼有肾阳不足表现的患者。

【常用药对】

1. 巴戟天配伍仙茅,治疗肾阳虚证。

2. 巴戟天配伍杜仲,治疗风湿痹证。

【用量用法】煎服,10 ~ 15g。

【使用注意】阴虚火旺或有湿热者忌服。

【歌诀】巴戟辛甘,大补虚损,梦遗滑精,强筋固本。

仙 茅
《海药本草》

【来源】本品为石蒜科多年生草本仙茅 *Curculigo orchioides* Gaertn. 的干燥根茎。主产于四川、云南、贵州等地。秋、冬二季采挖,晒干,切段生用。

【性味归经】辛、热,有毒。归肾、肝、脾经。

【功效】补肾阳,强筋骨,祛风湿。

【主治】

1. 肾阳不足,命门火衰证。

2. 肾阳虚衰,腰膝酸软,冷痛或寒湿久痹。

此外,能补命门之火以温煦脾阳而止泻,用于脾肾阳虚冷泻,常与补骨脂、干姜等配伍。

【常用药对】

仙茅配伍淫羊藿,补肾阳,治疗肾阳虚证。

【用量用法】煎服或浸酒服,3 ~ 10g。

【使用注意】燥烈有毒,用当宜慎。阴虚火旺者忌服。

【歌诀】仙茅辛热,补肾强骨,祛除寒湿,兼能止泻。

淫 羊 藿

《神农本草经》

【来源】本品为小檗科多年生直立草本植物淫羊藿 *Epimedium brevicornum* Maxim.、箭叶淫羊藿 *E. sagittatum*（Sieb. et Zucc.）Maxim.、柔毛淫羊藿 *E. pubescens* Maxim.、巫山淫羊藿 *E. wushanense* T. S. Ying 或朝鲜淫羊藿 *E. koreanum* Nakai 的地上部分。主产于陕西、辽宁、山西等地。秋季茎叶茂盛时采割，除去粗梗及杂质，晒干。切丝生用或加炼过的羊脂油炙用。本品又名"仙灵脾"。

【性味归经】甘、辛，温。归肾、肝经。

【功效】补肾壮阳，强筋骨，祛风湿，祛痰止咳。

【主治】

1. 肾阳虚之阳痿不育、宫寒不孕及尿频遗尿。

2. 风寒湿痹肢体不遂。

3. 咳嗽。

此外，本品还能降血压，可用于高血压患者有阳虚表现者。如用于妇女更年期高血压属阴阳两虚者，可与仙茅、巴戟天、知母、黄柏等补肾阳、滋阴降火之品同用。

【常用药对】

1. 淫羊藿配伍仙茅，治疗肾虚阳痿。

2. 淫羊藿配伍桑寄生，治疗风湿痹痛。

【用量用法】煎服，5～10g。或入丸、散、酒剂。

【使用注意】阴虚火旺者不宜服。

【歌诀】淫羊辛温，补肾强骨，祛风除湿，祛痰止咳。

补 骨 脂

《雷公炮炙论》

【来源】本品为豆科一年生草本植物补骨脂 *Psoralea corylifolia* L. 的成熟果实。主产于河南、四川、陕西等地。秋季果实成熟时采收。晒干。生用或盐水炙用。

【性味归经】甘、涩、苦，温。归肾、脾经。

【功效】补肾阳，温脾阳，止泻，缩尿，固精，平喘。

【主治】

肾阳虚证。此外，本品还可治疗白癜风，可研末用酒制成20%～30%酊剂，外涂局部。

【常用药对】

补骨脂配伍肉豆蔻，治疗脾肾阳虚泄泻。

【用量用法】煎服，5～15g，外用适量。盐炙补骨脂，可使挥发油含量降低，辛燥之性减弱。

【使用注意】阴虚火旺及大便秘结者不宜服。

【歌诀】补骨脂温，补肾强骨，温脾止泻，缩尿平喘。

益 智 仁
《本草拾遗》

【来源】本品为姜科多年生草本植物益智 *Alpinia oxyphylla* Miq. 的成熟果实。主产于海南、广东、广西等地。夏秋果实由绿变红时采收，晒干。去壳取仁，生用或盐水炒用。用时捣碎。

【性味归经】甘、涩，温。归肾、脾经。

【功效】补肾阳，温脾阳，缩尿，固精，摄唾，止泻。

【主治】

1. 肾虚不固之尿频、遗尿、遗精。

2. 脾肾虚寒之多唾、泄泻。

【常用药对】

益智仁配伍山药，治疗遗尿、尿频。

【用量用法】煎服，3～10g。盐水炒用可缓和其刺激性。

【使用注意】阴虚火旺或因热而患遗精、尿频、崩漏等病症者均不宜服。

【歌诀】益智辛温，安神益气，遗精多唾，呕逆皆治。

肉 苁 蓉

《神农本草经》

【来源】 本品为列当科一年生寄生草本植物肉苁蓉 *Cistanche deserticola* Y. C. Ma. 带鳞叶的肉质茎。主产于内蒙古、甘肃、新疆等地。春、秋二季均可采挖，以春季苗未出土或刚出土时采挖者为佳。除去花序，干燥。切厚片生用或酒制用。

【性味归经】 甘、咸，温。归肾、大肠经。

【功效】 补肾阳，益肾精，润肠通便。

【主治】

1. 肾阳不足，肾精亏虚的筋骨痿弱、阳痿、不孕等症。

2. 肠燥便秘。

【常用药对】

1. 肉苁蓉配伍当归，治疗阳虚便秘。

2. 肉苁蓉配伍熟地黄，治疗肾阳不足、精血亏虚证。

【用量用法】 煎服，10~15g；单味大剂量煎服，可用至30g。

【使用注意】 阴虚火旺、大便溏泄及胃肠实热便结者不宜服。

【歌诀】 苁蓉甘温，入肾与肠，补肾益精，润肠通便。

菟 丝 子

《神农本草经》

【来源】 本品为旋花科一年生寄生缠绕草本植物菟丝子 *Cuscuta chinensis* Lam. 的成熟种子。我国大部分地区均有分布。主产于山东、河南、辽宁等地。秋季果实成熟时采收植株，晒干，打下种子，除去杂质。炒用或盐水炙用。

【性味归经】 甘、涩，温。归肾、肝、脾经。

【功效】 益肾固精，养肝明目，止泻，安胎。

【主治】

1. 肾虚证。

2. 内障目昏。

3. 冲任不固，胎动不安。

此外，本品还可治疗肾虚消渴，如《全生指迷方》菟丝子丸治消渴，单用本品为丸服。本品酒浸外涂，对白癜风亦有一定的疗效。

【常用药对】

1. 菟丝子配伍覆盆子，治疗肾虚阳痿遗精。

2. 菟丝子配伍枸杞子，治疗肝肾不足证。

【用量用法】煎服，10～15g。外用适量。本品质地坚硬，难以粉碎，炒后或盐炙后易于捣碎和煎出有效成分。

【使用注意】阴虚火旺，大便燥结及小便短赤者不宜服。

【歌诀】菟丝甘温，补肾益精，养肝明目，止泻安胎。

沙 苑 子
《本草图经》

【来源】本品为豆科多年生草本植物扁茎黄芪 *Astragalus complanatus* R. Br. 的成熟种子。主产于陕西、山西、内蒙古等地。秋末冬初果实成熟尚未开裂时采割植株，晒干，打下种子，除去杂质。生用或盐水炒用。

【性味归经】甘、涩，温。归肾、肝经。

【功效】补肾阳，益肾精，固精，缩尿，止带，明目。

【主治】

1. 肾虚遗精、遗尿、带下、腰痛及阳痿。

2. 内障目昏。

【常用药对】

沙苑子配伍菟丝子，治疗肾虚腰痛、阳痿遗精。

【用量用法】煎服，10～15g。

【使用注意】阴虚火旺及小便不利者慎用。

【歌诀】沙苑子温，补肾固精，养肝明目，并治尿频。

杜 仲
《神农本草经》

【来源】本品为杜仲科落叶乔木植物杜仲 *Eucommia ulmoides* Oliv. 的树皮。

主产于四川、云南、贵州等地。4~6月剥取，刮去粗皮，堆置"发汗"至皮内呈紫褐色，晒干。切块或丝，生用或盐水炙用。

【性味归经】甘，温。归肾、肝经。

【功效】补肝肾，强筋骨，安胎。

【主治】

1. 肾阳虚证。

2. 肾虚胎动不安、胎漏下血或滑胎。本品又为常用的安胎药。以其长于补阳暖宫，故主要适用于肾阳不足、冲任不固、胎失所养导致的胎动不安等症。

此外，本品还能降血压。以其长于补肾阳，故尤宜于高血压患者有肾阳不足表现者。单用或入复方应用。如与平肝清肝之品同用，亦可用于高血压患者有肝阳上亢表现者，如《杂病证治新义》天麻钩藤饮。

【常用药对】

1. 杜仲配伍续断，治疗肝肾亏虚引起的胎动不安。

2. 杜仲配伍桑寄生，治疗肝肾不足证。

【用量用法】煎服，10~15g。盐水炙后，有效成分更易溶出，故疗效较生用为佳。

【使用注意】阴虚火旺者慎用。其形态鉴别要点是折断面有银白色胶丝相连。

【歌诀】杜仲甘温，腰痛脚弱，阳痿尿频，安胎良药。

续　断
《神农本草经》

【来源】本品为川续断科多年生草本植物川续断 Dipsacus asperoides C. Y. Cheng et T. M. Ai 的根。主产于四川、湖北、云南等地。秋季采挖。除残茎、须根，以微火烘至半干，堆置"发汗"至内部变绿时，再烘干。切薄片用。

【性味归经】甘、辛、苦，微温。归肾、肝经。

【功效】补益肝肾，强筋健骨，疗伤续折，止血安胎。

【主治】

1. 肾阳虚证。

2. 跌打损伤、瘀肿疼痛、骨折、习惯性关节脱位。本品为伤科常用药。

3. 胎动不安，胎漏，滑胎。本品又为较常用的安胎药。

【常用药对】

1. 续断配伍杜仲，治疗肾阳虚证。

2. 续断配伍土鳖虫，治疗跌打损伤引起的筋伤骨折。

【用量用法】 煎服，10~15g。酒续断偏于行血脉，通经络；盐续断引药下行，偏于补肝肾；续断炭偏于止血安胎。

【歌诀】 续断辛温，接骨续筋，跌打折损，固涩遗精。

蛤 蚧
《雷公炮炙论》

【来源】 本品为壁虎科动物蛤蚧 *Gekko gecko* Linnaeus. 除去内脏的干燥体。主产于广西，广东、云南亦产。全年均可捕捉。除去内脏，拭净，用竹片撑开，使全体扁平顺直，低温干燥。用时除去鳞片及头足，切成小块，黄酒浸润后烘干用。

【性味归经】 咸，平。归肾、肺经。

【功效】 补肾阳，益肾精，补肺气，定喘嗽。

【主治】

1. 劳嗽虚喘。本品为治劳嗽虚喘的要药。

2. 肾虚阳痿，早泄精薄。

此外，本品有补益强壮的作用，还可用于肾虚早衰体弱者。

【常用药对】

蛤蚧配伍人参，治疗肺肾两虚、肾不纳气之虚喘久嗽。

【用量用法】 研末服，每次 1~2g，日服 3 次。亦可浸酒服，或入丸、散剂。

【歌诀】 蛤蚧味咸，补肾益精，肺痿血咯，服之可消。

紫 河 车
《本草拾遗》

【来源】 本品为健康人的胎盘。将新鲜胎盘除去羊膜及脐带，洗净血液，蒸或置沸水中略煮后，干燥，或研制成粉用。

【性味归经】甘，温。归肾、肺、肝经。

【功效】温肾补精，纳气平喘，益气养血。

【主治】

1. 肾阳不足，精亏血虚的不孕、不育、月经不调、带下、阳痿、遗精、腰痛骨痿等症。

2. 喘嗽日久，肺肾两虚证。

3. 气血亏虚之萎黄消瘦及产后乳少。

4. 痫证恢复期。

【用量用法】研末或装胶囊吞服，每次 1.5 ~ 3g，每日 2 ~ 3 次；或用鲜品煨食，每次 0.5 ~ 1 个。

【使用注意】阴虚火旺者不宜单独应用。

【歌诀】紫河车甘，诸劳虚损，骨蒸劳瘵，培元固本。

冬虫夏草

《月王药诊》

【来源】本品为麦角菌科真菌冬虫夏草 *Cordyceps sinensis*（Berk.）Sacc. 寄生在蝙蝠蛾科昆虫幼虫上的子座及幼虫尸体的复合体。主产于四川、西藏、青海等地。初夏子座出土，孢子未发散时挖取。晒至六七成干，除去似纤维状的附着物及杂质，晒干或低温干燥。生用。

【性味归经】甘，平。归肾、肺经。

【功效】补肺益肾，纳气平喘，止血化痰。

【主治】

1. 劳嗽虚喘。

2. 肾虚阳痿，早泄精薄。

此外，病后体虚不复，易感外邪者，用本品同鸭、鸡、猪肉等炖服，或为散剂常服，有补虚扶弱、促进机体功能恢复之效。

【用量用法】煎汤或炖服，5 ~ 10g。或入丸、散、酒剂。

【使用注意】有表邪者忌服，阴虚火旺者不宜单独应用。

【歌诀】冬虫夏草，味甘性平，阳痿遗精，虚劳咳血。

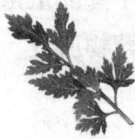

第二十三章　收　涩　药

凡以收敛固涩，用以治疗各种滑脱病证为主的药物称为收涩药，又称固涩药。

本类药物味多酸涩，性温或平，主入肺、脾、肾、大肠经。具有敛耗散、固滑脱之功。即陈藏器所谓"涩可固脱"，李时珍所谓"脱则故而不收，故用酸涩药，以敛其耗散"之意。因而本类药物分别具有固表止汗、敛肺止咳、涩肠止泻、固精缩尿止带等作用。

收涩药主要用于久病体虚、正气不固、脏腑功能衰退所致的自汗、盗汗、久咳虚喘、久泻、久痢、遗精、滑精、遗尿、尿频、崩带不止等滑脱不禁的病症。

滑脱病症的根本原因是正气虚弱，故应用收涩药治疗乃属于治病之标，因此临床应用本类药物时，须与相应的补益药配伍同用，以标本兼顾。如治气虚自汗、阴虚盗汗者，则分别配伍补气药、补阴药；脾肾阳虚之久泻、久痢者，应配伍温补脾肾药；肾虚遗精、滑精、遗尿、尿频者，当配伍补肾药；冲任不固、崩漏不止者，当配伍补肝肾、固冲任药；肺肾虚损、久咳虚喘者，宜配伍补肺益肾纳气药等。总之，应根据具体证候，寻求根本，适当配伍，标本兼治，才能收到较好的疗效。

收涩药性涩敛邪，故凡表邪未解、湿热所致之泻痢、带下、血热出血，以及郁热未清者，均不宜用，误用有"闭门留寇"之弊。但某些收涩药除收涩作用之外，兼有清湿热、解毒等功效，则又当分别对待。

收涩药根据其药性及临床应用的不同，可分为固表止汗药、敛肺涩肠药、固精缩尿止带药三类。但某些药物具有多种功用，临床使用应全面考虑。

第一节　固表止汗药

本类药物性味多为甘平，性收敛。肺主皮毛，司汗孔开合，汗为心之液。

故其多入肺、心二经。能行肌表，调节卫分，顾护腠理而有固表汗止汗之功。临床常用于气虚肌表不固，腠理疏松，津液外泄而自汗；阴虚不能制阳，阳热迫津外泄而盗汗。治自汗当配伍补气固表药，治盗汗宜配伍滋阴除蒸药，以治病求本。凡实邪所致汗出，应以祛邪为主，非本类药物所宜。

麻 黄 根
《本草经集注》

【来源】本品为麻黄科植物草麻黄 *Ephedra sinica* stapf. 或中麻黄 *Ephedra intermedia* Schrenk et C. A. Mey. 的根及根茎。主产于河北、山西、内蒙古、甘肃、四川等地。立秋后采收。剪去须根，干燥切段。生用。

【性味归经】甘、微涩，平。归肺经。

【功效】固表止汗。

【主治】

自汗、盗汗。本品甘平性涩，入肺经而能行肌表、实卫气、固腠理、闭毛窍，为敛肺固表止汗之要药。此外，本品外用配伍牡蛎，共研细末，扑于身上，可治各种虚汗证。

【常用药对】

麻黄根配伍黄芪，固表止汗，治疗气虚自汗证。

【用量用法】煎服，3～9g。外用适量。

【使用注意】有表邪者，忌用。

【歌诀】麻黄根涩，固表止汗，自汗盗汗，内外皆可。

【鉴别用药】麻黄与麻黄根 二药同出一源，均可治汗。然前者以其地上草质茎入药，主发汗，以发散表邪为用，临床上用于外感风寒表实证；后者以其地下根及根茎入药，主止汗，以敛肺固表为用，为止汗之专药，可内服、外用于各种虚汗。

浮 小 麦
《本草蒙筌》

【来源】本品为禾本科植物小麦 *Triticum aestivum* L. 未成熟的颖果。各地均产。收获时，扬起其轻浮干瘪者，或以水淘之，浮起者为佳，晒干。生用，或炒用。

【性味归经】甘，凉。归心经。

【功效】固表止汗，益气，除热。

【主治】

1. 自汗，盗汗。本品甘凉入心，能益心气、敛心液；轻浮走表，能实腠理、固皮毛，为养心敛液、固表止汗之佳品。凡自汗、盗汗者，均可应用。

2. 骨蒸劳热。

【常用药对】

1. 浮小麦配伍黄芪，固表止汗，治疗气虚自汗证。

2. 浮小麦配伍地骨皮，除热，治疗骨蒸劳热。

【用量用法】煎服，15～30g；研末服，3～5g。

【使用注意】表邪汗出者忌用。

【歌诀】浮小麦甘，固表止汗，益气除热，能治脏躁。

第二节 敛肺涩肠药

本类药物酸涩收敛，主入肺经或大肠经。分别具有敛肺止咳喘、涩肠止泻痢的作用。前者主要用于肺虚喘咳，久治不愈或肺肾两虚，摄纳无权的虚喘证；后者以用于大肠虚寒，不能固摄或脾肾虚寒所致的久泻、久痢。治久咳虚喘者，如为肺虚，则加补肺益气药；如为肾虚，则加补肾纳气药同用。治久泻、久痢兼脾肾阳虚者，则配温补脾肾药；若兼气虚下陷者，则宜配补气升提药；若兼脾胃气虚者，则配补益脾胃药。

本类药物属敛肺止咳之品，痰多壅肺所致的咳喘不宜用；属涩肠止泻之品，泻痢初起，邪气方盛，或伤食腹泻者不宜用。

五 味 子
《神农本草经》

【来源】本品为木兰科植物五味子 *Schisandra chinesis* （Turcz.） Baill 或华

中五味子 *Schisandra sphenanthera* Rehd. et Wils. 的成熟果实。前者习称"北五味子"，主产于东北；后者习称"南五味子"，主产于西南及长江流域以南各省。秋季果实成熟时采取。晒干。生用或经醋、蜜拌蒸晒干用。

【性味归经】 酸、甘，温。归肺、心、肾经。

【功效】 收敛固涩，益气生津，补肾宁心。

【主治】

1. 久咳虚喘。本品味酸收敛，甘温而润，能上敛肺气，下滋肾阴，为治疗久咳虚喘之要药。

2. 自汗，盗汗。本品五味俱全，以酸为主，善能敛肺止汗。

3. 遗精，滑精。本品甘温而涩，入肾，能补肾涩精止遗，为治肾虚精关不固遗精、滑精之常用药。

4. 久泻不止。本品味酸涩性收敛，能涩肠止泻。

5. 津伤口渴，消渴。本品甘以益气，酸能生津，具有益气、生津、止渴之功。

6. 心悸，失眠，多梦。本品既能补益心肾，又能宁心安神。

【常用药对】

1. 五味子配伍麦冬，益气生津止渴，治疗热伤气阴、汗多口渴。

2. 五味子配伍酸枣仁，补肾宁心，治疗心肾不交之虚烦少寐。

【用量用法】 煎服，3~6g；研末服，1~3g。

【使用注意】 凡表邪未解，内有实热，咳嗽初起，麻疹初期，均不宜用。

【歌诀】 五味子酸，生津止渴，虚劳久嗽，肺肾枯竭。

乌　梅

《神农本草经》

【来源】 本品为蔷薇科植物梅 *Prunus mume*（Sieb.）Sieb. et Zucc. 的近成熟果实。主产于浙江、福建、云南等地。夏季果实近成熟时采收，低温烘干后闷至皱皮，色变黑时即成。去核生用或炒炭用。

【性味归经】 酸、涩，平。归肝、脾、肺、大肠经。

【功效】 敛肺止咳，涩肠止泻，安蛔止痛，生津止渴。

【主治】

1. 肺虚久咳。本品味酸而涩，其性收敛，入肺经能敛肺气，止咳嗽。适用于肺虚久咳少痰或干咳无痰之症。

2. 久泻，久痢。本品酸涩入大肠经，有良好的涩肠止泻痢作用，为治疗久泻、久痢之常用药。

3. 蛔厥腹痛，呕吐。蛔得酸则静，本品极酸，具有安蛔止痛、和胃止呕的功效，为安蛔之良药。

4. 虚热消渴。本品至酸性平，善能生津液，止烦渴。

此外，本品炒炭后，涩重于酸，收敛力强，能固冲止漏，可用于崩漏不止、便血等；外敷能消疮毒，可治胬肉外突、头疮等。

【常用药对】

1. 乌梅配伍罂粟壳，涩肠止泻，治疗久泄、久痢。

2. 乌梅配伍细辛，安蛔止痛，治疗蛔厥证。

【用量用法】 煎服，3~10g，大剂量可用至30g。外用适量，捣烂或炒炭研末外敷。止泻止血宜炒炭用。

【使用注意】 外有表邪或内有实热积滞者均不宜服。

【歌诀】 乌梅酸涩，收敛肺气，生津止渴，能治蛔厥。

五 倍 子

《本草拾遗》

【来源】 本品为漆树科植物盐肤木 *Rhus chinensis* Mill、青麸杨 *Rhus potaninii* Maxim. 或红麸杨 *Rhus punjabensis* Stew. Val. Sinica（Diels）Rchd. et Wils. 叶上的虫瘿，主要由五倍子蚜 *Melaphis chinensis*（Bell）Baker 寄生而形成。我国大部分地区均有，而以四川为主。秋季摘下虫瘿。煮死内中寄生虫，干燥。生用。

【性味归经】 酸、涩，寒。归肺、大肠、肾经。

【功效】 敛肺降火，止咳止汗，涩肠止泻，固精止遗，收敛止血，收湿敛疮。

【主治】

1. 咳嗽，咯血。本品酸涩收敛，性寒清降，入于肺经，既能敛肺止咳，又能清肺降火，适用于久咳及肺热咳嗽。

2. 自汗，盗汗。本品可敛肺止汗。

3. 久泻，久痢。本品酸涩入大肠，有涩肠止泻之功。

4. 遗精，滑精。本品入肾，又能涩精止遗。

5. 崩漏，便血痔血。本品有收敛止血的作用。

6. 湿疮，肿毒。本品外用能收湿敛疮，且有解毒消肿之功。

【用量用法】煎服，3~9g；入丸、散服，每次1~1.5g。外用适量。研末外敷或煎汤熏洗。

【使用注意】湿热泻痢者忌用。

【歌诀】五倍酸寒，敛肺降火，涩肠止泻，固精止遗。

【鉴别用药】五倍子与五味子　二药味酸收敛，均具有敛肺止咳、敛汗止汗、涩精止遗、涩肠止泻的作用。均可用于肺虚久咳、自汗盗汗、遗精滑精、久泻不止等病症。然五倍子于敛肺之中又有清肺降火及收敛止血的作用，故又可用于肺热痰嗽及咳嗽咯血者。而五味子又能滋肾，多用于肺、肾虚之虚喘及肾虚精关不固之遗精、滑精等。

罂 粟 壳
《本草发挥》

【来源】本品为罂粟科植物罂粟 *Papaver somniferum* L. 成熟蒴果的外壳，原产于外国，我国部分地区的药物种植场又少量栽培药用。夏季采收，去蒂及种子，晒干。蜜炙或醋炒用。

【性味归经】酸、涩，平；有毒。归肺、大肠、肾经。

【功效】涩肠止泻，敛肺止咳，止痛。

【主治】

1. 久泻，久痢。本品味酸涩，性平和，能固肠道，涩滑脱。《本草纲目》称其为"涩肠止泻之圣药"，适用于久泻、久痢而无邪滞者。

2. 肺虚久咳。本品酸收，主入肺经，具有较强的敛肺气、止咳逆的作用，适用于肺虚久咳不止之证。

3. 胃痛，腹痛，筋骨疼痛。本品有良好的止痛作用，可用治上述诸痛较剧者。单用有效，也可配入复方使用。

【常用药对】

1. 罂粟壳配伍乌梅，敛肺止咳，治疗肺虚久咳。

2. 罂粟壳配伍肉豆蔻，涩肠止泻，治疗脾虚中寒久痢不止者。

【用量用法】 煎服，3~6。止咳蜜炙用，止血止痛醋炒用。

【使用注意】 本品过量或持续服用易成瘾。咳嗽或泻痢初起邪实者忌用。

【歌诀】 罂粟酸涩，涩肠止泻，敛肺止咳，久用成瘾。

诃 子
《药性论》

【来源】 本品为使君子科植物诃子 *Terminalia chebula* Retz. 的成熟果实。主产于云南及广东、广西等地。秋、冬二季采取。晒干。生用或煨用。若用果肉，则去核。

【性味归经】 苦、酸、涩，平。归肺、大肠经。

【功效】 涩肠止泻，敛肺止咳，利咽开音。

【主治】

1. 久泻，久痢。本品酸涩性收，入于大肠，善能涩肠止泻，为治疗久泻、久痢之常用药物。

2. 久咳，失音。本品酸涩而苦，既收又降。既能敛肺下气止咳，又能清肺利咽开音，为治失音之要药。

【常用药对】

诃子配伍桔梗，治疗久咳失音。

【用量用法】 煎服，3~10g。涩肠止泻宜煨用，敛肺清热、利咽开音宜生用。

【使用注意】 凡外有表邪、内有湿热积滞者忌用。

【歌诀】 诃子酸平，涩肠止泻，敛肺止咳，善疗喑哑。

肉 豆 蔻
《药性论》

【来源】 本品为肉豆蔻科植物肉豆蔻 *Myristica fragrans* Houtt 的成熟种仁。

主产于马来西亚、印度尼西亚，我国广东、广西、云南亦有栽培。冬、春二季果实成熟时采收。除去皮壳后，干燥，煨制去油用。

【性味归经】辛，温。归脾、胃、大肠经。

【功效】涩肠止泻，温中行气。

【主治】

1. 虚泻，冷痢。本品辛温而涩，入中焦，能暖脾胃，固大肠，止泻痢，为治疗虚寒性泻痢之要药。

2. 胃寒胀痛，食少呕吐。本品辛香温燥，能温中理脾，行气止痛。

【常用药对】

肉豆蔻配伍五味子，治疗脾肾阳虚引起的五更泄。

【用量用法】煎服，3~9g；入丸、散服，每次 0.5~1g。内服须煨熟去油用。

【使用注意】湿热泻痢者忌用。

【歌诀】肉蔻辛温，脾胃虚寒，冷痢不休，功可立等。

第三节　固精缩尿止带药

本类药物酸涩收敛，主入肾、膀胱经。具有固精、缩尿、止带作用。某些药物甘温，还兼有补肾之功。适用于肾虚不固所致的遗精、滑精、遗尿、尿频以及带下清稀等症，常与补肾药配伍同用，宜标本兼治。

本类药物酸涩收敛，外邪内侵、湿热下注所致的遗精、尿频等不宜使用。

山 茱 萸
《神农本草经》

【来源】本品为山茱萸科植物山茱萸 *Cornus officinalis* Sieb. et Zucc. 的成熟果肉。主产于浙江、安徽、河南、陕西、山西等地。秋末冬初采收。用文火烘焙或置沸水中略烫，及时挤出果核。晒干或烘干用。又名"山萸肉"。

【性味归经】酸、涩，微温。归肝、肾经。

【功效】补益肝肾，收敛固涩。

【主治】

1. 腰膝酸软，头晕耳鸣，阳痿。本品酸微温质润，其性温而不燥，补而不峻，补益肝肾，既能益精，又可助阳，为平补阴阳之要药。

2. 遗精滑精，遗尿尿频。本品既能补肾益精，又能固精缩尿。补益之中又有封藏，为固精止遗之要药。

3. 崩漏，月经过多。本品入于下焦，能补肝肾、固冲任以止血。

4. 大汗不止，体虚欲脱。本品酸涩性温，能收敛止汗，固涩滑脱，为防止元气虚脱之要药。

此外，本品亦治消渴证，多与生地、天花粉等同用。

【常用药对】

山茱萸配伍熟地黄，补益肝肾，治疗肝肾阴虚证。

【用量用法】 煎服，5～10g，急救固脱用20～30g。

【使用注意】 素因湿热而致小便淋涩者，不宜应用。

【歌诀】 山萸性温，涩精止遗，肾虚耳鸣，腰膝痛止。

莲　子
《神农本草经》

【来源】 本品为睡莲科植物莲 *Nelumbo nucifera* Gaertn. 的成熟种子。主产于湖南、福建、江苏、浙江及南方各地池沼湖塘中。秋季采收。晒干。生用。

【性味归经】 甘、涩，平。归脾、肾、心经。

【功效】 固精止带，补脾止泻，益肾养心。

【主治】

1. 遗精，滑精。本品味甘而涩，入肾经而能益肾固精。

2. 带下。本品既补脾益肾，又固涩止带，其补涩兼施，为治疗脾虚、肾虚带下之常用之品。

3. 脾虚泄泻。本品甘可补脾，涩能止泻，既可补益脾气，又能涩肠止泻。

4. 心悸，失眠。本品甘平，入于心肾，能养心血，益肾气，交通心肾而有安神之功。

【常用药对】

1. 莲子配伍芡实，补肾固精，治疗肾虚遗精。

2. 莲子配伍茯苓，补脾止泻，治疗脾虚泄泻。

3. 莲子配伍酸枣仁，补肾养心，治疗心肾不交引起的心悸、失眠。

【用量用法】 煎服，10~15g。去心打碎用。

【歌诀】 莲子味甘，健脾养胃，涩精止泻，清心养气。

【附药】 莲须、莲房、莲子心 荷叶、荷梗

1. 莲须 为莲花中的雄蕊。味甘、涩，性平。功能固肾涩精。主治遗精、滑精、带下、尿频。煎服，1.5~5g。

2. 莲房 为莲的成熟花托。味苦、涩，性温。功能止血化瘀。主治崩漏、尿血、痔疮出血、产后瘀阻、恶露不尽。炒炭用。煎服，5~10g。

3. 莲子心 莲子中的青嫩胚芽。味苦，性寒。功能清心安神，交通心肾，涩精止血。主治热入心包，神昏谵语；心肾不交，失眠遗精；血热吐血。煎服，1.5~3g。

4. 荷叶 为莲的叶片。味苦、涩，性平。功能清暑利湿，升阳止血。主治暑热病证、脾虚泄泻和多种出血证。煎服，3~10g。

5. 荷梗 为莲的叶柄及花柄。味苦，性平。功能通气宽胸，和胃安胎。主治外感暑湿，胸闷不畅，妊娠呕吐，胎动不安。煎服，10~15g。

芡　实
《神农本草经》

【来源】 本品为睡莲科植物芡 *Euryale ferox* Salisb. 的成熟种仁。主产于湖南、江西、安徽、山东等地。秋末冬初采收成熟果实，除去果皮，取出种仁，再除去硬壳，晒干。捣碎生用或炒用。又名"鸡头米"。

【性味归经】 甘、涩，平。归脾、肾经。

【功效】 益肾固精，健脾止泻，除湿止带。

【主治】

1. 遗精，滑精。本品甘涩收敛，善益肾固精。

2. 脾虚久泻。本品既能健脾除湿，又能收敛止泻。

3. 带下。本品能益肾健脾、收敛固涩、除湿止带，为治疗带下证之佳品。

【常用药对】

1. 芡实配伍山药，健脾止泻，治疗脾虚生湿引起的泄泻。

2. 芡实配伍金樱子，补肾固精，治疗肾虚遗精。

【用量用法】煎服，10～15g。

【歌诀】芡实味甘，能益精气，腰膝酸痛，又主湿痹。

【鉴别用药】芡实与莲子 二者同科属，味甘、涩、平，主归脾、肾经。均能益肾固精、补脾止泻、止带，补中兼涩。主治肾虚遗精、遗尿；脾虚食少、泄泻；脾肾两虚之带下等。但芡实益脾肾固涩之中，又能除湿止带，故为治疗虚、实带下证之常用药物。

覆 盆 子
《名医别录》

【来源】本品为蔷薇科植物华东覆盆子 *Rubus chingii* Hu 的未成熟果实。主产浙江、福建等地，夏初果实含青时采收。沸水略烫。晒干生用。

【性味归经】甘、酸，微温。入肝、肾经。

【功效】固精缩尿，益肝肾明目。

【主治】

1. 遗精滑精、遗尿尿频。本品甘酸微温，主入肝肾，既能收涩固精缩尿，又能补益肝肾。

2. 肝肾不足，目暗不明。本品能益肝肾明目。

【常用药对】

覆盆子配伍枸杞子、菟丝子等，制成五子衍宗丸，治疗肾虚遗精、阳痿、不孕症。

【用量用法】煎服，5～10g。

【歌诀】覆盆子酸，补肾固精，黑须明眸，补虚续绝。

桑 螵 蛸
《神农本草经》

【来源】本品为螳螂科昆虫大刀螂 *Tenodera sinensis* Saussure、小刀螂 *Statilia maculata*（Thunberg）或巨斧螳螂 *Hierodula patellifera*（Serville）的卵鞘。分别习称"团螵蛸""长螵蛸"及"黑螵蛸"。全国大部分地区均产。深

秋至次春采收。置沸水浸杀其卵，或蒸透晒干用。

【性味归经】甘、咸，平。归肝、肾经。

【功效】固精缩尿，补肾助阳。

【主治】

1. 遗精滑精，遗尿尿频，白浊。本品甘能补益，咸以入肾，性收敛。能补肾气，固精关，缩小便。为治疗肾虚不固之遗精滑精、遗尿尿频、白浊之良药。

2. 阳痿。本品有补肾助阳之功效。

【常用药对】

1. 桑螵蛸配伍龙骨，固精缩尿，治疗肾虚遗尿、遗精。

2. 桑螵蛸配伍鹿茸，补肾助阳，治疗肾虚阳痿。

【用量用法】煎服，6～10g。

【使用注意】本品助阳固涩，故阴虚多火，膀胱有热而小便频数者忌用。

【歌诀】桑螵咸平，固精缩尿，补肾助阳，善治遗尿。

海 螵 蛸
《神农本草经》

【来源】本品为乌贼科动物无针乌贼 *Sepiella maindroni de* Rochebrune 或金乌贼 *Sepia esculenta* Hoyle 的内壳。产于辽宁、江苏、浙江沿海等省。收集其骨状内壳洗净，干燥。生用。又名"乌贼骨"。

【性味归经】咸、涩，微温。归肝、肾经。

【功效】固精止带，收敛止血，制酸止痛，收湿敛疮。

【主治】

1. 遗精，带下。本品温涩收敛，有固精止带之功。

2. 崩漏，吐血，便血及外伤出血。本品能收敛止血。

3. 胃痛吐酸。本品味咸而涩，能制酸止痛，为治疗胃脘痛、胃酸过多之佳品。

4. 湿疮，湿疹，溃疡不敛。本品外用能收湿敛疮。

【常用药对】

1. 海螵蛸配伍白及，制酸止痛，治疗胃痛吐酸。

2. 海螵蛸配伍山茱萸，固精止带，治疗肾虚引起的遗精带下证。

3. 海螵蛸配伍五倍子，收敛止血，治疗崩漏下血证。

【用量用法】煎服，6~12g。散剂酌减。外用适量。

【歌诀】海螵蛸咸，赤白漏下，胃痛泛酸，湿疹可得。

【鉴别用药】海螵蛸与桑螵蛸 两药均有固精止遗作用，均可用以治疗肾虚精关不固之遗精、滑精等症。但桑螵蛸固涩之中又能补肾助阳，而海螵蛸固涩力较强。

金 樱 子
《雷公炮炙论》

【来源】本品为蔷薇科植物金樱子 *Rosa laevigata* Michx. 的成熟果实。主产于广东、四川、云南、湖北、贵州等地。9~10月采收。去刺及核，晒干用。

【性味归经】酸、涩，平。归肾、膀胱、大肠经。

【功效】固精缩尿止带，涩肠止泻。

【主治】

1. 遗精滑精、遗尿尿频、带下。本品味酸而涩，功专固敛，具有固精、缩尿、止带的作用。

2. 久泻、久痢。本品入大肠，能涩肠止泻。

【常用药对】

1. 金樱子配伍菟丝子，补肾固涩，治疗肾虚遗精、滑精。

2. 金樱子配伍芡实，涩肠止泻，治疗久泄久痢。

【用量用法】煎服。6~12g。

【歌诀】金樱子涩，固精缩尿，涩肠止泻，带下亦可。

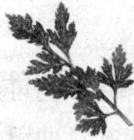

第二十四章 涌 吐 药

凡以促使呕吐，治疗毒物、宿食、痰涎等停滞在胃脘或胸膈以上所致病证为主的药物，称为涌吐药，又名催吐药。

本类药物味多酸苦辛，归胃经，具有涌吐毒物、宿食、痰涎的作用。适用于误食毒物，停留胃中，未被吸收；或宿食停滞不化，尚未入肠，胃脘胀痛；或痰涎壅盛，阻于胸膈或咽喉，呼吸急促；或痰浊上涌、蒙蔽清窍、癫痫发狂等症。涌吐药物的运用，属于"八法"中的吐法，旨在因势利导，祛邪外出，以达到治疗疾病的目的。

涌吐药作用强烈，且多具毒性，易伤胃损正，故仅适用于形证俱实者。为了确保临床用药的安全、有效，宜采用"小量渐增"的使用方法，切忌骤用大量；同时要注意"中病即止"，只可暂投，不可连服或久服，谨防中毒或涌吐太过，导致不良反应。若用药后不吐或未达到必要的呕吐程度，可饮热开水以助药力。若药后呕吐不止，应立即停药，并积极采取措施，及时抢救。

吐后应适当休息，不宜马上进食。待胃肠功能恢复后，再进流质或易消化的食物，以养胃气，忌食油腻、辛辣及不易消化之物。凡年老体弱、小儿、妇女胎前产后，以及素体失血、头晕、心悸、劳嗽喘咳等，均当忌用。

因本类药物作用峻猛，药后患者反应强烈而痛苦不堪，故现代临床已少用。

常 山

《神农本草经》

【来源】本品为虎耳草科植物常山 *Dichroa febrifuga* Lour. 的根。主产于四川、贵州，湖南、湖北亦产。秋季采收，除去须根，洗净，晒干生用，或酒炙，或醋炙后用。

【性味归经】苦、辛，寒；有毒。归肺、心、肝经。

【功效】涌吐痰涎，截疟。

【主治】

1. 胸中痰饮证。本品辛开苦泄，善开泄痰结，其性上行，能引吐胸中痰饮，适用于痰饮停聚、胸膈壅塞、不欲饮食、欲吐而不能吐者。

2. 疟疾。古有"无痰不成疟"之说。本品善祛痰而截疟，为治疟之要药。

【用法用量】煎服，4.5～9g；入丸、散酌减。涌吐可生用，截疟宜酒制用。治疟宜在病发作前半天或2小时服用，并配伍陈皮、半夏等减轻其致吐的副作用。

【使用注意】本品有毒，且能催吐，故用量不宜过大，体虚及孕妇不宜用。

【歌诀】常山苦寒，截疟除痰，解伤寒热，能宽水胀。

瓜　蒂

《神农本草经》

【来源】本品为葫芦科植物甜瓜 *Cucumis melo* L. 的果蒂。全国各地均产。夏季果熟时切取果蒂。阴干，生用或炒黄用。

【性味归经】苦，寒；有毒。归胃经。

【功效】涌吐痰食，祛湿退黄。

【主治】

1. 风痰、宿食停滞及食物中毒诸证。本品味苦涌吐，能催吐其壅塞之痰，或未化之食，或误食之毒物。

2. 湿热黄疸。本品能祛湿退黄，用于湿热黄疸，多单用本品研末吹鼻，令鼻中黄水出而达祛湿退黄之效。

【用法用量】煎服，2.5～5g；入丸、散服，每次0.3～1g。外用适量，研末吹鼻，待鼻中流出黄水即可停药。

【使用注意】体虚、吐血、咯血、胃弱者，孕妇及上部无实邪者忌用。

【歌诀】瓜蒂苦寒，善能吐痰，消身肿胀，并治黄疸。

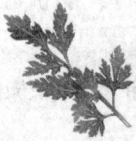

第二十五章　攻毒杀虫止痒药

凡以攻毒疗疮、杀虫止痒为主要作用的药物，分别称为攻毒药或杀虫止痒药。

本类药物以外用为主，兼可内服。主要适用于某些外科皮肤及五官科病证，如疮痈疔毒、疥癣、湿疹、聤耳、梅毒及虫蛇咬伤、癌肿等。

本类药物的外用方法因病因药而异，如研末外撒，或煎汤洗渍及热敷、浴泡、含漱，或用油脂及水调敷，或制成软膏涂抹，或做成药捻、栓剂等。

本类药物内服使用时，宜作丸散剂应用，使其缓慢溶解吸收，且便于掌握剂量。本类药物多具有不同程度的毒性，所谓"攻毒"即有以毒制毒之意，无论外用或内服，均应严格掌握剂量及用法，不可过量或持续使用，以防发生毒副反应。制剂时应严格遵守炮制和制剂法度，以减低毒性而确保用药安全。

雄　黄
《神农本草经》

【来源】本品为硫化物类矿物雄黄的矿石，主含二硫化二砷（As_2S_2）。主产于广东、湖南、湖北、贵州、四川等地。随时可采，采挖后除去杂质。研成细粉或水飞，生用。切忌火煅。

【性味归经】辛，温。有毒。归肝、胃、大肠经。

【功效】解毒，杀虫。

【主治】

痈肿疔疮，湿疹疥癣，蛇虫咬伤。雄黄温燥有毒，外用或内服均可以毒攻毒而解毒杀虫疗疮。治痈肿疔毒，可单用或入复方，且较多外用，如《千金方》以本品为末涂之；若与牵牛子、槟榔等同用，可治虫积腹痛，如牵牛丸（《沈氏尊生书》）。本品内服能祛痰截疟。如与朱砂同用的治癫痫方（《仁斋直指方》)。若与杏仁、巴豆同用，可治小儿喘满咳嗽，如雄黄丹（《证治准绳》)。古方还用雄黄截疟治疟疾，今已少用。

【用法用量】外用适量，研末敷，香油调搽或烟熏。内服 0.05～0.1g，入丸、散用。

【使用注意】内服宜慎，不可久服。外用不宜大面积涂擦及长期持续使用。孕妇禁用。切忌火煅。

【歌诀】 *雄黄苦辛，辟邪解毒，更治蛇虫，喉风息肉。*

硫　黄
《神农本草经》

【来源】本品为自然元素类矿物硫族自然硫。主产于山西、山东、陕西、河南等地。采挖后加热熔化，除去杂质，或用含硫矿物经加工制得。生硫黄只作外用，内服常与豆腐同煮后阴干用。

【性味归经】酸，温。有毒。归肾、大肠经。

【功效】外用解毒杀虫疗疮，内服补火助阳通便。

【主治】

1. 外用治疥癣，湿疹，阴疽疮疡。本品性温而燥，有解毒杀虫、燥湿止痒诸功效，尤为治疗疥疮的要药。

2. 内服治阳痿，虚喘冷哮，虚寒便秘。硫黄乃纯阳之品，入肾大补命门火而助元阳。

【用法用量】外用适量，研末敷或加油调敷患处。内服 1.5～3g，炮制后入丸、散服。

【使用注意】阴虚火旺者及孕妇忌服。

【歌诀】 *硫黄性热，扫除疥疮，壮阳逐冷，寒邪敢当。*

【鉴别用药】 *硫黄和雄黄* 均能解毒杀虫，常外用治疗疥癣、恶疮、湿疹等。然雄黄解毒疗疮力强，主治痈疽恶疮及虫蛇咬伤；内服又能杀虫、燥湿、祛痰、截疟，亦治虫积腹痛、哮喘、疟疾、惊痫等症。硫黄则杀虫止痒力强，多用于疥癣、湿疹及皮肤瘙痒，并具有补火助阳通便之效，内服可疗寒喘、阳痿、虚寒便秘等症。

白 矾

《神农本草经》

【来源】本品为硫酸盐类矿物明矾石经加工提炼制成，主含含水硫酸铝钾 [KAl（SO₄）₂·12H₂O]。主产于安徽、浙江、山西、湖北等地。全年均可采挖。将采得的明矾石用水溶解，滤过，滤液加热浓缩，放冷后所得结晶即为白矾。生用或煅用。煅后称为枯矾。

【性味归经】酸、涩，寒。归肺、脾、肝、大肠经。

【功效】外用解毒杀虫，燥湿止痒；内服止血，止泻，化痰。

【主治】

1. 外用治湿疹瘙痒，疮疡疥癣。本品性燥酸涩，而善收湿止痒。尤宜治疮面湿烂或瘙痒。治痈疽，常配伍朴硝研末外用，如二仙散（《卫生宝鉴》）。

2. 内服治疗：①便血、吐衄、崩漏。本品性涩，能入肝经血分，有收敛止血作用，可用治多种出血证。治崩漏，配伍五倍子、地榆；治金疮出血，用生矾、煅矾配伍松香研末，外敷伤处。②久泻久痢。取其涩肠止泻作用，配伍煨诃子肉为散，粥饮调下治之，如诃黎勒散（《圣惠方》）。③痰厥癫狂痫证。白矾酸苦涌泄而能祛除风痰，又当配伍郁金为末，薄荷糊丸服，治痰壅心窍癫痫发狂，如白金丸（《医方集解》）。④湿热黄疸。有去湿退黄之功，可与硝石配伍，治女劳疸，如硝石散（《金匮要略》）。

【用法用量】外用适量，研末撒布、调敷或化水洗患处。内服0.6～1.5g，入丸、散服。

【使用注意】体虚胃弱及无湿热痰火者忌服。

【歌诀】白矾味酸，化痰解毒，治症多能，难以尽述。

蛇 床 子

《神农本草经》

【来源】本品为伞形科植物蛇床 *Cnidium monnieri*（L.）Cuss. 的成熟果实。全国各地均产，以河北、山东、浙江、江苏、四川等地产量较大。均为野生，夏、秋二季果实成熟时采收，除去杂质，晒干。生用。

【性味归经】辛、苦，温。有小毒。归肾经。

【功效】杀虫止痒，燥湿，温肾壮阳。

【主治】

1. 阴部湿痒，湿疹，疥癣。本品辛苦温燥，有杀虫止痒、燥湿等作用。为皮肤及妇科病的常用药，常与苦参、黄柏、白矾等配伍，且较多外用。

2. 寒湿带下，湿痹腰痛。本品性温热可助阳散寒，辛苦又具有燥湿祛风之功。治带下、腰痛，尤宜于寒湿兼肾虚所致者，常与山药、杜仲、牛膝等配伍使用。

3. 肾虚阳痿，宫冷不孕。本品温肾壮阳之功亦佳。

【用法用量】外用适量，多煎汤熏洗或研末调敷。内服3～9g。

【使用注意】阴虚火旺或下焦有湿热者不宜内服。

【歌诀】蛇床辛苦，下气温中，恶疮疥癣，逐瘀祛风。

【鉴别用药】蛇床子与地肤子　均可止痒，用治湿疮、湿疹、阴痒、带下。但蛇床子可散寒燥湿，杀虫止痒，宜于寒湿或虚寒所致者，并治疥癣；而地肤子清热利湿以止痒，尤宜湿热所致者。蛇床子温肾壮阳，治阳痿、宫冷不孕以及湿痹腰痛；地肤子有清热利湿之功，又治小便不利、热淋涩痛。

蟾　酥
《药性论》

【来源】本品为蟾蜍科动物中华大蟾蜍 *Bufo bufo gargarizans* Cantor 或黑眶蟾蜍 *B. melaos-tictus* Schneider 的耳后腺及皮肤腺分泌的白色浆液，经加工干燥而成。主产于河北、山东、四川、湖南、江苏、浙江等地。多为野生品种。夏、秋二季捕捉蟾蜍，洗净体表，挤取耳后腺及皮肤腺的浆液，盛于瓷器内（忌与铁器接触），晒干贮存。用时以碎块置酒或鲜牛奶中溶化，然后风干或晒干。

【性味归经】辛，温。有毒。归心经。

【功效】解毒，止痛，开窍醒神。

【主治】

1. 痈疽疔疮，瘰疬，咽喉肿痛，牙痛。本品有良好解毒消肿、麻醉止痛作用，可外用或内服。治痈疽及恶疮，常配伍麝香、朱砂等，用葱白汤送服取汗，如蟾酥丸（《外科正宗》）。

2. 痧胀腹痛，神昏吐泻。本品辛温走窜，有辟秽化浊、开窍醒神之功，嗅之亦能催嚏。

【用法用量】 内服 0.015～0.03g，研细，多入丸、散用。外用适量。

【使用注意】 本品有毒，内服慎勿过量。外用不可入目。孕妇忌用。

【歌诀】 蟾酥有毒，解毒止痛，开窍醒神，内服量微。

樟 脑
《本草品汇精要》

【来源】 本品为樟科植物樟 *Cinnamomum camphora* （L.）Presl. 的枝、干、叶及根部，经提炼制得的颗粒状结晶。主产于长江以南地区。多为栽培品。每年多在 9～12 月砍伐老树，锯劈成碎片，置蒸馏器中进行蒸馏，冷却后即得粗制樟脑，再经升华精制而得精制樟脑。因易挥发，应密封保存。

【性味归经】 辛，热。有毒。归心、脾经。

【功效】 除湿杀虫，温散止痛，开窍辟秽。

【主治】

1. 疥癣瘙痒，湿疮溃烂。本品辛热燥烈，外用除湿杀虫、消肿止痒以奏效。治癣可与土槿皮、川椒、白矾等伍用。若与枯矾、轻粉共为细末，湿则干掺，干则油调敷，可治臁疮，如香白散（《外科大成》）。若与雄黄等份为末，用时先以荆芥煎汤洗患处，再用麻油调涂，可治瘰疬溃烂，如雄脑散（《外科全生集》）。

2. 跌打伤痛，牙痛。借其辛烈行散，消肿止痛之力以取效。治跌打伤痛，肌肤完好者，可泡酒外擦。

3. 痧胀腹痛，吐泻神昏。樟脑辛香走窜，有开窍醒神、辟秽化浊和温散止痛之功。与没药、乳香（1：2：3）为细末，每次以茶水调服0.1g，可治感受秽浊疫疬或暑湿之邪，而致的腹痛闷乱、吐泻昏厥诸症，如《本草正义》方。

【用法用量】 外用适量，研末撒布或调敷。内服 0.1～0.2g，入散剂或用酒溶化服。

【使用注意】 气虚阴亏，有热及孕妇忌服。

【歌诀】 樟脑辛热，开窍杀虫，理气辟浊，除痒止痛。

蜂　房

《神农本草经》

【来源】本品为胡蜂科昆虫果马蜂 *Ploistes olivaceous*（DeGeer）、日本长脚胡蜂 *P. japonicus Saussure* 或异腹胡蜂 *Parapolybia varia* Fabricius 的巢。全国均有，南方较多，均为野生。全年可采，但常以秋、冬二季采收。晒干或蒸，除去死蜂死蛹后再晒干，剪块生用或炒用。又名露蜂房。

【性味归经】甘，平。归胃经。

【功效】攻毒杀虫，祛风止痛。

【主治】

1. 疮疡肿毒，乳痈，瘰疬，顽癣瘙痒，癌肿。本品能攻毒杀虫，攻坚破积，为外科常用之品。虽可单用，但更常与解毒消肿生肌药配伍应用。

2. 风湿痹痛，牙痛，风疹瘙痒。本品质轻且性善走窜，能祛风止痛、止痒而奏效。若与川乌、草乌同用，乙醇浸泡外涂痛处可治风湿痹痛，或配全蝎、蜈蚣、土鳖虫各等份，研末为丸服，治关节炎、骨髓炎（《虫类药的应用》）。

此外，蜂房还可治阳痿、喉痹，以及蛔虫、绦虫病等。

【用法用量】外用适量，研末用油调敷或煎水漱口，或熏洗患处。内服，3～5g。

【歌诀】蜂房性平，略有小毒，攻毒杀虫，祛风止痛。

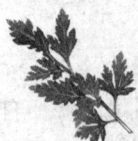

第二十六章　拔毒化腐生肌药

凡以外用拔毒化腐、生肌敛疮为主要作用的药物，称为拔毒化腐生肌药。

本类药物主要适用于痈疽疮疡溃后脓出不畅，或溃后腐肉不去，新肉难生，伤口难以生肌愈合之症，以及癌肿、梅毒。有些还常用于皮肤湿疹瘙痒，五官科的口疮、喉证、目赤翳障等。

本类药物的外用方法，可根据病情和用途而定，如研末外撒，加油调敷，或制成药捻，或外用膏药敷贴，或点眼、吹喉、鼻、滴耳等。

本类药物多为矿石重金属类，或经加工炼制而成。多具有剧烈毒性或强大刺激性，使用时应严格控制剂量和用法，外用也不可过量或过久应用，有些药物还不宜在头面及黏膜上使用，以防发生毒副反应，确保用药安全。其中含砷、汞、铅类的药物毒副作用甚强，更应严加注意。

升　药
《外科大成》

【来源】本品由水银、火硝、白矾各等份混合升华制成。红色者称红升，黄色者称黄升。各地均产，以河北、湖北、湖南、江苏等地产量较大。研细末入药，陈久者良。又名红粉、三仙丹、红升丹、黄升丹。

【性味归经】辛，热。有大毒。归肺、脾经。

【功效】拔毒，去腐。

【主治】

痈疽溃后，脓出不畅，或腐肉不去，新肉难生。本品有良好的拔毒、去腐、排脓作用，为只供外用的外科常用药之一。常与收湿敛疮的煅石膏同用，可随病情不同，调整二药的用量比例。如升药与煅石膏的用量比为1∶9者称为九一丹，拔毒力较轻而收湿生肌力较强，2∶8者称八二丹，3∶7者称七三丹，1∶1者称五五丹，9∶1者称九转丹，则拔毒提脓之力逐步增强。此外，升药也可用治湿疮、黄水疮、顽癣及梅毒等。

【用法用量】外用适量。本品只供外用，不能内服。且不用纯品，而多配伍煅石膏外用。用时，研极细粉末，干掺或调敷，或以药捻沾药粉使用。

【使用注意】本品有大毒，外用亦不可过量或持续使用。外疡腐肉已去或脓水已尽者，不宜用。

【歌诀】升药辛热，拔毒去腐，因有火毒，只能外用。

轻　粉
《本草拾遗》

【来源】本品为水银、白矾（或胆矾）、食盐等用升华法制成的氯化亚汞（Hg_2Cl_2）结晶性粉末。主产于湖北、湖南、山西、陕西、贵州等地。避光保存，研细末用。又名汞粉、水银粉、腻粉。

【性味归经】辛，寒。有毒。归大肠、小肠经。

【功效】外用攻毒杀虫，敛疮。内服逐水通便。

【主治】

1. 外用治疮疡溃烂，疥癣瘙痒，湿疹，酒齄鼻，梅毒下疳。本品辛寒燥烈，有较强的攻毒杀虫止痒及生肌敛疮作用。治黄水疮痒痛，配伍黄柏、蛤粉、煅石膏共为细末，凉水或麻油调涂，如蛤粉散（《外科正宗》）；又可配大黄、硫黄加凉水调涂，治酒齄鼻、痤疮，如加味颠倒散（《疮疡外用本草》）。

2. 内服治水肿胀满，二便不利。本品内服能通利二便，逐水退肿，常配伍大黄、甘遂、大戟等同用，治水肿便秘实证，如舟车丸（《丹溪心法》）。

【用法用量】外用适量，研末调涂或干掺，制膏外贴。内服每次 0.1～0.2g，入丸、散服。

【使用注意】本品有毒（可致汞中毒），内服宜慎，且服后应漱口。体虚者及孕妇忌服。

【歌诀】轻粉性燥，外科要药，杨梅诸疮，杀虫可托。

铅　丹

《神农本草经》

【来源】 本品为纯铅加工制成的铅的氧化物（Pb_3O_4）。主产于河南、广东、福建、云南等地。生用或炒用。又名广丹、黄丹。

【性味归经】 辛，微寒。有毒。归心、肝经。

【功效】 拔毒生肌，杀虫止痒。

【主治】

外用治疮疡溃烂，湿疹瘙痒，疥癣，狐臭，酒齄鼻。本品辛寒，具有拔毒、化腐生肌、收湿、杀虫止痒之功。可治疗多种疮疡、顽癣、湿疹等。铅丹又为制备外用膏药的原料，常与植物油及相关解毒、活血、生肌药熬制成外贴膏药应用。

此外，本品内服，可治惊痫癫狂，疟疾。因其有毒，现已很少应用。

【用法用量】 外用适量，研末撒布或熬膏贴敷。内服每次 0.3 ~ 0.6g，入丸、散服。

【使用注意】 本品有毒，用之不当可引起铅中毒，宜慎用；不可持续使用以防蓄积中毒。

【歌诀】 铅丹微寒，解毒生机，疮疡溃烂，外敷颇宜。

炉　甘　石

《外丹本草》

【来源】 本品为碳酸盐类矿物菱锌矿石，主含碳酸锌（$ZnCO_3$）。主产于广西、湖南、四川、云南等地。全年可采挖，采挖后，除去泥土杂石，洗净，晒干。有火煅、醋淬及火煅后用三黄汤（黄连、黄柏、大黄）淬等制法。水飞用。

【性味归经】 甘，平。归肝、胃经。

【功效】 解毒明目退翳，收湿止痒敛疮。

【主治】

1. 目赤翳障。本品甘平无毒，可解毒明目退翳，收湿止痒。为眼科外用常用药。与玄明粉各等份为末点眼，治目赤暴肿，如神应散（《御药院方》）。若与海螵蛸、冰片为细末点眼，可治风眼流泪，如止泪散（《证治准绳》）。

2. 溃疡不敛，湿疮，湿疹，眼睑溃烂。有生肌敛疮，收湿止痒，解毒诸功效。常配煅石膏、龙骨、青黛、黄连等同用，以提高药效。

【用法用量】外用适量，研末撒布或调敷。水飞点眼、吹喉。一般不内服。

【使用注意】宜炮制后用。

【歌诀】炉甘石平，去翳明目，生肌敛疮，燥湿解毒。

硼　砂
《日华子本草》

【来源】本品为天然矿物硼砂的矿石，经提炼精制而成的结晶体。主产于青海、西藏等地。一般 8～11 月间采挖。除去杂质，捣碎，生用或煅用。又名月石、蓬砂。

【性味归经】甘，咸，凉。归肺、胃经。

【功效】外用清热解毒，内服清肺化痰。

【主治】

1. 咽喉肿痛，口舌生疮，目赤翳障。本品能清热解毒，消肿防腐，为喉科及眼科常用药且较多外用。若配伍冰片、玄明粉、朱砂同用，可治咽喉、口齿肿痛，如冰硼散（《外科正宗》）。

2. 痰热咳嗽。本品味咸性寒凉，内服可清肺化痰。较宜于痰热咳嗽并有咽喉肿痛者，可与沙参、玄参、贝母、瓜蒌、黄芩等同用。

【用法用量】外用适量，研极细末干撒或调敷患处；或化水含漱。内服，1.5～3g，入丸、散用。

【使用注意】本品以外用为主，内服宜慎。

【歌诀】硼砂甘咸，疗喉肿痛，膈上热痰，噙化立中。

参考文献

1. 高学敏，白玉等. 药性歌括四百味白话解（第七版）. 北京：人民卫生出版社，2013.
2. 高学敏. 新世纪全国高等中医药院校教材·中药学. 北京：中国中医药出版社，2004.
3. 杨德全. 全国中医药高职高专院校教材（第三版）·中药学. 北京：人民卫生出版社，2014.